人民健康·名家科普丛书

皮肤科常见疾病
防与治

总主编　王　俊　王建六

主　编　张建中

副主编　李厚敏　周　城

U0227306

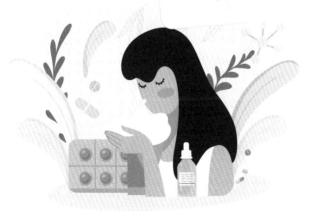

科学技术文献出版社
SCIENTIFIC AND TECHNICAL DOCUMENTATION PRESS
·北京·

图书在版编目（CIP）数据

皮肤科常见疾病防与治 / 张建中主编. — 北京：科学技术文献出版社，2024.6
（人民健康·名家科普丛书 / 王俊，王建六总主编）
ISBN 978-7-5235-0512-0

Ⅰ.①皮… Ⅱ.①张… Ⅲ.①皮肤病—常见病—防治 Ⅳ.① R751

中国国家版本馆 CIP 数据核字（2023）第 139983 号

皮肤科常见疾病防与治

策划编辑：孔荣华 王黛君 责任编辑：吕海茹 责任校对：张微 责任出版：张志平

出 版 者	科学技术文献出版社
地　　址	北京市复兴路15号　邮编　100038
编 务 部	（010）58882938，58882087（传真）
发 行 部	（010）58882905，58882868（传真）
邮 购 部	（010）58882873
网　　址	www.stdp.com.cn
发 行 者	科学技术文献出版社发行　全国各地新华书店经销
印 刷 者	北京地大彩印有限公司
版　　次	2024 年 6 月第 1 版　2024 年 6 月第 1 次印刷
开　　本	880×1230　1/32
字　　数	101千
印　　张	5.875
书　　号	ISBN 978-7-5235-0512-0
定　　价	39.80元

编 委 会

丛书序

"健康所系，性命相托"，铮铮誓言诠释着医者的责任与担当。北京大学人民医院，这座百年医学殿堂，秉承"仁恕博爱，聪明精微，廉洁醇良"的百年院训，赓续"人民医院为人民"的使命，敬佑生命，守护健康。

人民健康是社会文明进步的基础，是民族昌盛和国家富强的重要标志，也是广大人民群众的共同追求。党中央把保障人民健康放在优先发展的战略位置，注重传播健康文明生活方式，建立健全健康教育体系，提升全民健康素养。北京大学人民医院勇担"国家队"使命，以守护人民健康为己任，以患者需求为导向，充分发挥优质医疗资源的优势，实现了全员时时、处处健康宣教，以病友会、义诊、讲座多渠道送健康；进社区、进乡村、进企业、进学校、上高原，足迹遍布医联体单位、合作院区，发挥了"国家队"引领作用；打造健康科普全媒体传播平台，将高品质健康科普知识传递到千家万户，推进提升了国民健康素养。

在建院 105 周年之际，北京大学人民医院与科学技术文献出版社合作，25 个重点学科、200 余名资深专家通力打造医学科普丛书"人民健康·名家科普"。丛书以大数据筛查百姓常见健康问题为基准，结合北京大学人民医院优势学科及医疗特色，传递科学、精准、高水平医学科普知识，提高公众健康素养和健康文化水平。北京大学人民医院通过"互联网＋健康科普"形式，构建"北大人民"健康科普资源库和健康科普专家库，为实现全方位、全周期保障人民健康奠定并夯实基础；为实现"两个一百年"奋斗目标、实现中华民族伟大复兴贡献"人民"力量！

王俊　王建六

前 言

　　丛书"健康中国·名家科普"是一套为北京大学人民医院建院 105 周年献礼的丛书，涵盖了内科、外科、妇产科、儿科、五官科、皮肤科等多个临床专业，基于患者视角，从患者最感兴趣、最关心的话题入手，通过问答形式进行编写，旨在为人民群众提供易于理解、更接地气的科普知识。

　　皮肤是人体最大的器官，覆盖了人体从头到脚的全部表面，与皮肤附属器一起，在提供保护、排泄、调节体温、感受外界刺激、呼吸等功能的同时，也兼具美学功能。因此，皮肤病不仅会带来躯体疾患，更有可能造成精神心理负担。通过皮肤科医生的科普，大众可以了解皮肤病相关的基础科普知识，在遇到相关症状时可以初步自我判断，并在疾病治疗与管理的过程中能与医生配合，早日康复。

　　在皮肤科分册中，我们选取了一些临床上的常见病，如特应性皮炎、痤疮、甲癣、银屑病、带状疱疹、雄激素性秃发、白癜风、斑秃，以及大众比较关心的一些疾病，如黑色素瘤、日光性角化病等，结合门诊患者的问题和网络热门问题，构思、组织本书内容。

在撰写的过程中，我们按免疫性疾病、毛发疾病、感染性疾病、白癜风、光线性疾病、皮肤外科分别进行介绍，皮肤科相关学组的医生积极参与了编写。本书语言通俗，易读易懂，不少问题来源于患者，诸如"某某疾病会传染吗？""某某疾病会遗传吗？"……我们在给出答案的同时，尽量阐述清楚其中的科学道理，为患者答疑解惑。在解答问题时，我们也尽可能参考最新的研究成果，希望能够为广大患者群体提供更科学规范的诊治方案。

希望这套科普丛书的出版能够让群众获得更好、更新、更全面的皮肤病知识，帮助广大读者预防、治疗皮肤病，恢复、拥有健康而美丽的皮肤。书稿虽然几经打磨，但不免仍存在不尽如人意之处，欢迎读者批评指正！

张建中

目 录

● ● ●

第二章

斑秃 ⸺⸺⸺⸺⸺⸺⸺⸺⸺⸺⸺⸺⸺ **13**

● ● ●

第三章

雄激素性秃发 ··· **27**

● ● ●

第四章
日光性角化病 ⸺⸺⸺⸺⸺⸺ **39**

第五章

甲癣 ··**53**

● ● ●

第六章

● ● ●

第七章

● ● ● ●

第八章

● ● ●

第十章

荨麻疹 ·· **123**

● ● ●

第十一章

黑色素瘤 **137**

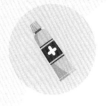

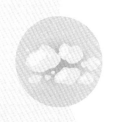

▶▶▶ 第一章

白癜风

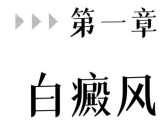

第一节
疾病概况

Q: 白癜风会传染吗?

白癜风没有传染性,与白癜风患者接触不会被传染。白癜风是指由遗传、免疫异常、氧化应激等原因导致皮肤中黑素细胞被破坏从而引起皮肤变白。在白癜风的发病过程中没有细菌、病毒、真菌等病原微生物的感染,因此没有传染性,大家大可不必担心。

Q: 白癜风会遗传吗?

白癜风的发病有家族聚集的现象,一个家族里可能有多个个体患病,说明本病与遗传有关。但是白癜风不是简单的单基因遗传病,而是涉及多个致病基因的复杂多基因遗传病。通过全基因组分析,已经发现大约 50 个白癜风易感基因。有这些易感基因的人,与普通人群相比患白癜风的概率增加。

遗传因素只是白癜风发病的原因之一,还有很多后天的因素,如免疫紊乱、氧化损伤、环境因素等也参与了白癜风的发病。在遗传背景下,这些因素共同作用导致了白癜风的发生。因此，父母有白癜风，孩子只是患病的概率比普通人高，但是并不一定会患病。很多白癜风患者的长辈中并没有患病的，这也说明遗传因素不是白癜风发病的唯一原因。

Q: 春天，身上的白斑为什么突然变大了呢？

白癜风一年四季均可发生，为什么有的患者在春夏季容易出现病情加重的情况呢？原因可能与以下几点有关。

首先，春季紫外线暴晒，引起病情加重。大家都知道，白癜风的发病与紫外线暴晒有关。春暖花开之际，大家都迫不及待地到户外踏青、旅游、登山等，却疏忽了对紫外线的防护。此外，冬天天气寒冷，大家的户外活动减少，加之穿着衣物较厚，因此暴露于紫外线的机会相对较少，这样会使皮肤对紫外线的敏感性增加，到了春天，突然暴露于阳光之下，就容易诱发白癜风。

其次，春夏时由于阳光的照射，白斑周围的正常皮肤会被晒黑，而白斑处由于黑素细胞减少，在日晒后仅发红，没有色素增加，这样白斑与正常皮肤之间的色调看上去反差加大，有时候会被误认为是病情加重。在冬季，由于光照强度减弱，人们的肤色会逐渐变淡，变淡的正常皮肤与白斑之间的色差缩小，变得不明显，这样也就容易给人们造成假象，以为是病情减轻。

总之，白癜风的发病与很多因素有关，白癜风与季节的关系还需要更大规模的流行病学调查来进一步证实。

Q: 眉毛怎么突然变白了呢？

眉毛突然变白了，要小心，这可能是白癜风的一种表现。白癜风是由于皮肤中的黑素细胞减少或消失导致皮肤黏膜出现白斑的一种疾病。除了皮肤中有黑素细胞，毛发中也有黑素细胞，如果毛发中的黑素细胞被破坏，毛发就会变白。大约 40% 的白癜风患者除了皮肤白斑还会合并毛发变白。少数患者皮肤没有白斑，仅仅是毛发变白。白癜风导致的毛发变白很有特点，表现为一簇或者一撮毛发变白。因此，如果发现眉毛、头发、腋毛变白，要提高警惕，及时到医院就诊，早诊早治。

Q: 之前只是手上有白斑，怎么系腰带的位置也白了呢？

很多白癜风患者有这样的经历：本来正常的皮肤，在受到外伤（划伤、刺伤、烫伤、冻伤等）后，受伤处也出现了白斑。这种现象称为"同形反应"，在白癜风病情发展期很常见。除了明确的外伤，生活中的慢性摩擦也会导致同形反应，如腰带、内衣、内裤、手表、项链等长期慢性的摩擦也会诱发白斑。因此白癜风患者一定要穿宽松的衣物，减少这些诱发因素。

Q: 身上有白斑就是白癜风吗？

身上有白斑不一定就是白癜风。皮肤出现白斑是白癜风的主要表现，但是还有一些皮肤病也会出现皮肤白斑，常见的以皮肤白斑为表现的其他皮肤病如下。

（1）白化病是一种遗传性疾病，自幼发病，表现为全身皮肤变白，毛发白色或淡黄色，眼睛亦缺乏色素，并畏光。

（2）贫血痣亦为自幼发病，好发于面、颈、躯干或其他部位的皮肤病，边缘无色素加深现象。摩擦局部，淡色斑本身不发红，而周围皮肤发红。

（3）白色糠疹多见于儿童及青少年，主要在面部，也见于颈部、上臂和肩部，表现为片状白斑，边缘不太清楚，斑的表面有灰白糠状鳞屑，轻度瘙痒。

（4）花斑癣多见于青年人，主要发于前胸、后背及颈部。患处开始为淡褐色针头至米粒大小斑，表面少许细糠状鳞屑，皮损在消退过程中变白，因此可看到淡褐色斑及白色斑同时出现。取鳞屑镜检可查见真菌。

（5）老年性白斑是一种老年性退化现象，多见于45岁以上中老年人，患病率随年龄增长而增加。该病好发于躯干、四肢，特别是大腿部，而颜面部不会发生。白斑境界清楚，针头至绿豆大小。白斑处皮肤稍凹陷，边缘无色素增多现象。

由此可见，皮肤变白不一定就是白癜风，还应根据其好发部位、年龄、皮损特点及伴发症状加以鉴别，以免误治漏治。

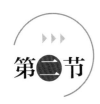

第二节

诊断与治疗

Q: "伍德灯" 是什么？有什么作用？

这个神奇的灯学名叫"伍德灯"。伍德灯是一种能够发出波长 365 nm 紫外线的设备。在伍德灯照射下，白癜风的白斑会出现亮白色的荧光，比在自然光下看到的更明显，甚至能发现自然光下不易察觉的"隐形白斑"。而其他疾病导致的皮肤白斑在伍德灯下不会有亮白色的荧光，伍德灯下白斑的颜色和自然光下没有明显差别。因此，伍德灯是帮助医生诊断白癜风的重要工具。但需要指出的是，在伍德灯下，医生肉眼观察得出的诊断，有一定的主观性，不同经验的医生可能得到不一致的结果。

Q: 患了白癜风，大夫为什么要让检查甲状腺功能?

白癜风的发病与自身免疫异常有关，体内的免疫细胞把黑素细胞当作攻击的对象，导致黑素细胞被破坏无法产生黑色素从而出现皮肤白斑。免疫系统发生紊乱后，除了黑素细胞，其他的器官或者组织也可能被当作攻击对象，也会产生相应的症状。因此，白癜风患者不仅会出现皮肤白斑，也会合并其他的自身免疫病，如常见的甲状腺功能亢进（甲亢）、甲状腺炎、恶性贫血、红斑狼疮、斑秃、银屑病等。因此，发现白癜风之后，医生会让患者做一些化验检查，如甲状腺功能（甲功）、自身抗体检测等以确定患者有没有合并其他的自身免疫病，如果合并其他自身免疫病是需要同时治疗的。

Q: 听说白癜风可以光疗，照多少次能好？

光疗是白癜风治疗的三大武器之一，疗效确切，副作用小，是白癜风的一线治疗手段。光疗需要连续规律地做一段时间才能达到良好的效果，而且不同的人起效时间、治疗次数差异非常大。要达到满意效果，308 nm 准分子激光一般要 10~60 次，PUVA、NB-UVB 需 40~80 次。完全复色后，还需要维持光疗 3~4 个月以减少复发。

Q: 既吃药又抹药也照光了，怎么还不好呢？

白癜风是一种慢性疾病，色素恢复需要时间。有些患者需要几个月甚至几年的时间才能完全复色。一种治疗方案至少需要观察 3 个月左右的时间，才能看到变化。很多患者急于求成，1~2 个月看不到白斑变化就放弃了，或者频繁地更换治疗方案，这样反而会延长治疗的时间。在一种方案还未起效之前又更换另一种治疗方案，而新的治疗方案起效也是需要时间的，频繁地更换治疗方案最终会导致病情控制不佳。因此白癜风治疗切忌急于求成，大家要多一些耐心，在医生的指导下科学地治疗。

Q: 所有白癜风患者都可以做表皮移植吗?

自体表皮移植(简称表皮移植)是目前最常用的治疗白癜风的外科移植方法。这种方法的原理是将正常皮肤的表皮(含有黑素细胞)移植到白斑处,从而达到治疗目的。表皮移植操作简单、存活率高,国内外的白癜风诊疗指南均推荐该方法用于稳定期白癜风的治疗。

但是,并不是所有的白癜风患者都可以采用表皮移植治疗,我们要掌握好表皮移植的适应证:表皮移植只能用于稳定1年以上的白癜风患者(近1年白斑没有扩大也没有出现新发白斑)。进展期白癜风患者或者有其他外科手术禁忌(出血倾向、瘢痕体质等)的患者是不可以做表皮移植的。

所以需要医生做好充分的评估,才能决定是否采取表皮移植的方法治疗。

Q: 白癜风光疗效果好,患者可以在家照光吗?

光疗是白癜风治疗的重要手段,光疗想要达到好的效果,需要每周进行 2 ~ 3 次,疗程 3 ~ 6 个月甚至更久。对上班族、学生、老年人来说,每周去 3 次医院做治疗很难实现。因此家庭光疗越来越多地被运用。市面上也可以买到很多家用的光疗设备,像 311 nm 窄谱中波紫外线、308 nm 准分子激光治疗仪等,大家可以根据自己的白斑部位、面积大小选择适当的光疗设备进行治疗,家用光疗仪的疗效和医院的疗效接近。需要提醒大家的是,家庭光疗期间要定期到医院复诊,由医生来判断光疗的效果并观察有无不良反应等。

第二节

疾病预后与生活指导

Q: 白癜风能治愈吗?

白癜风是可以完全复色的,大部分患者经过治疗可以获得满意的效果,皮肤能完全恢复正常状态。但是,白癜风目前还无法根治,有一部分患者治愈后可能出现病情的复发。白癜风的复发有一些常见的诱因:紫外线暴晒、外伤、精神紧张、熬夜、过度节食等。因此,治愈后也要注意避免这些诱因,预防复发。

Q: 白癜风不治能好吗?

白癜风越早治疗效果越好,治疗的时间相对也短。有些患者在得病初期不及时治疗,导致病情持续加重,白斑的面积不断地扩大,白斑越来越多,这些患者的治疗相对是比较困难的,治疗周期也会更长,花费也会更多。因此,早发现、早治疗是战胜白癜风的"法宝"。

Q: 白癜风患者可以化妆吗?

白癜风患者可以化妆。白癜风好发于面部、颈部、手背等暴露部位，影响容貌，患者往往很自卑，不愿意社交。我们鼓励白癜风患者做必要的遮盖，比如化妆、使用遮盖剂等，这样能增强患者的自信，改善心情，有利于正常生活和社交。化妆、使用遮盖剂不会影响外用药和光疗的效果。

Q: 白癜风患者要忌口吗?

白癜风患者的饮食问题确实要跟大家好好"辟谣"一下，白癜风患者是不需要特殊忌口的。

关于白癜风的忌口问题，民间流传着很多说法：白癜风患者不能吃含维生素 C 的蔬菜水果，不能吃牛羊肉、海鲜，不能吃辣椒……其实这些都是错误的观点，是没有科学根据的。白癜风的发病跟饮食没有关系，所以吃什么或者不吃什么对病情没有影响。

很多患者不敢吃含维生素 C 的蔬菜和水果。其实维生素 C 有提高免疫力的作用，同时维生素 C、维生素 E 还是抗氧化剂，能够对抗氧化物质对黑素细胞的损伤，所以从这个角度，维生素 C、维生素 E 对白癜风病情是有好处的。现在已经有关于口服维生素 C、维生素 E 来治疗白癜风的临床研究。有些患者过分忌口，导致营养不良等诸多问题。这些都是没有必要的。

我们给大家的饮食建议是"健康均衡饮食"，什么都吃，什么都不多吃。

Q: 白癜风患者可以晒太阳吗?

白癜风患者可以晒太阳，但是要避免暴晒。适量的紫外线照射可以促进皮肤黑色素的生成，对白癜风有治疗作用。在没有光疗设备的年代，医生会让白癜风患者适当晒晒太阳，其实就是在利用太阳光中的紫外线来治疗白癜风。但是过强的太阳光照射又会诱发白癜风或者使白斑扩大，因此要掌握好度。上午 10 点至下午 4 点之间，太阳光强烈，紫外线强度很高，要避免长时间暴露在太阳光下，如果要外出一定要做好防晒。

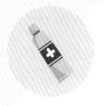

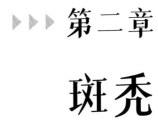

▶▶▶ 第二章

斑秃

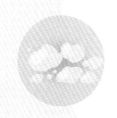

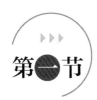

第一节

疾病概况

Q: 斑秃真的是"鬼剃头"吗?

"鬼剃头"是之前民间百姓对于斑秃的一个俗称,用来表示头发没有征象地突然成片脱落,在不能解释之时则冠上了鬼神之说。实际上,斑秃是一个较为常见的脱发疾病,主要表现就是突然出现的斑状脱发,没有明显的自觉症状,发病机制与免疫系统紊乱相关,部分患者起病之前常有精神压力过大、紧张、焦虑等其他负面情绪。同时,大部分单发的斑秃是可以自愈的,但自愈时间长短有所不同;少部分斑秃可能不断增多、扩大,甚至累及全头皮形成全秃或者普秃。因此,建议发现脱发之后及时到皮肤科就诊,由医生来判断具体情况,明确诊断并治疗,避免延误病情。

Q: 斑秃会遗传吗?

斑秃的确存在一定的遗传倾向,符合多基因遗传病特点。据研究统计,大约有 1/4 的斑秃患者有明确的家族史,即有血缘关系的亲属当中有斑秃病史,还有许多双胞胎同患斑秃的病例报道。同时，也有报道显示家族性的斑秃可能与第 17 号染色体上的基因突变相关，该基因突变可导致遗传性血小板减少症。以上这些证据均表明斑秃可以遗传。

而对于大部分起病晚、病情较轻、预后较好的患者，家族中斑秃发病率也会较低。所以，即使斑秃可以遗传，也不用过分担心自己的斑秃会遗传给后代。

Q: 头发、眉毛和睫毛都掉了，是斑秃吗?

最常见的斑秃是突然出现的一个或多个头皮脱发斑，常呈圆形或椭圆形，所以称为"斑秃"。但是，斑秃有多种不同的临床分型，也可以累及头发之外的其他毛发，当头发、眉毛、睫毛、胡须、体毛等都脱落时，称为"普秃"。

当头发、眉毛和睫毛脱落而其他部位毛发未脱落时，仍然还是斑秃，而且是斑秃中相对严重的一种分型。当斑秃发展到这种情况的时候，一定要尽快去医院就诊，由医生进行毛发检查及一些必要的实验室检查，评估疾病情况，选择合适的治疗方案。如果脱发持续时间超过 2 年，治疗起来会更加困难。

Q: 之前患有甲状腺功能亢进，最近头发突然掉了一块，这是为什么?

目前认为，斑秃的发病因素与自身免疫相关。甲状腺功能亢进症（甲亢）是一组临床综合征，其中的 Graves 病（毒性弥漫性甲状腺肿）是一种自身免疫性疾病，可与斑秃的发病相关。患有其他一些免疫相关疾病的人群，如患有特应性皮炎、白癜风、扁平苔藓、系统性红斑狼疮、自身免疫性甲状腺炎、糖尿病、重症肌无力等的人，发生斑秃的可能性较正常人群升高。但多数的斑秃并不伴发其他系统疾病，如果没有明显的临床症状或体征，且斑秃病情较轻，不用常规进行上述疾病的筛查。

Q: 斑秃就是突然少了一片头发吗？

临床常见的斑秃是突然出现的一个或多个头皮脱发斑，常呈圆形或椭圆形，所以被形象地称为"斑秃"。实际上，斑秃有多种不同的临床分型，也可以累及除头发之外的其他毛发。当出现头发全部脱落时，称为"全秃"；包括头发在内的全身毛发都脱落则称为"普秃"；如果脱发区域主要累及发际线，如颞部、枕部区域，则称为"匐行性斑秃"；如果脱发发生于除枕部以外的整个头皮，则称为"顶秃"。此外，眉毛、睫毛、胡须、体毛等部位也可单独出现片状的毛发脱落，这种情况也是斑秃。所以，斑秃并不仅仅是指突然少了一片头发。

Q: 头发突然少了一块，可能是哪些病造成的？

发现头发突然少了一块，很多人就认为一定是斑秃了，但事实并不是这样。除了斑秃之外，还有一些疾病也表现为斑片状的毛发脱落，临床表现与斑秃相似，如一些瘢痕性秃发等。

斑秃是一种非瘢痕性脱发，毛囊结构，尤其是毛囊干细胞并不会被永久性破坏，炎症消退以后毛囊可以再生，头发也可以完全恢复。

瘢痕性秃发与其不同，即毛囊结构因为外伤或者炎症被完全破坏，头发无法再生。可出现"瘢痕性秃发"的疾病有盘状红斑狼疮、毛发扁平苔藓、局限性硬皮病、秃发性毛囊炎等。上述疾病均可造成头皮一处或多处的斑片状毛发缺失，有时不能很好区分。此外，拔毛癖、梅毒、头癣等也可以造成斑片状脱发。

所以并不是少了一片头发就是斑秃，需要到医院让医生判断，避免延误治疗时机。

Q: 得了斑秃之后，发现指甲上面有凹坑，是怎么了？

少数的患者，约占总患病人数的 10%，在患斑秃之后会发现自己的甲板不如之前平整、光滑，出现了很多小凹坑，这确实可能与斑秃相关，可称为一种"甲营养不良"。斑秃患者的甲板凹坑相对更浅，排列更规则。除了凹坑之外，斑秃患者的甲板还有可能变成乳白色，变薄，光泽消失，或是更容易劈裂，这些改变可能出现在一个或多个甲板上，提示指甲有炎症受累。一些患者的指甲改变可以自行缓解，有的则可能需要进行额外的药物干预。此外，伴有甲营养不良是斑秃预后的不利因素，出现甲营养不良提示疾病预后较差。

第二节

诊断与治疗

Q: 斑秃要抽血化验吗?

斑秃一般通过详细询问病史、医生的体格检查、拉发试验、皮肤镜检查等无创检查即可诊断、分型,并明确严重程度,对于少数不典型的病例可进行有创的皮损组织病理检查及抽血化验来协助诊断。

但抽血化验的指标通常不作为斑秃的确诊依据,而更多的是用于鉴别诊断或明确是否伴发其他免疫异常、系统疾病及过敏等,如甲状腺功能和甲状腺自身抗体检测、抗核抗体和血清总免疫球蛋白 E 检测等,有时医生也会进行真菌镜检及梅毒螺旋体抗体检测等,排除真菌感染或梅毒感染等引起的脱发。

Q: 到门诊看病,医生拉头发是在检查什么?

根据病情的进展情况,斑秃可以分为进展期、稳定期及恢复期,拉发试验是最为简单的判定斑秃进展情况的方法。一般医生会用拇指和食指在贴近头皮处捏住一小撮头发(50～60根),稍用力向上捋,若脱落头发超过2～3根,则提示拉发试验阳性。

在斑秃的脱发部位边缘出现拉发试验阳性，则提示处于进展期，斑秃仍有继续加重和扩大的可能。同时，在复诊时进行拉发试验，有助于医生更好地判断治疗的有效性，以及病情变化情况。虽然现在毛发镜使用较为广泛，拉发试验仍然是较为方便快捷的检查手段。

Ｑ: 头发突然少了一块需要治疗吗？

头发突然少了一块，最常见的情况是斑秃。而对于仅有一块脱发斑的斑秃患者来说，大部分是可以自愈或在治疗后痊愈的，也有部分患者缓解后可再次复发，或脱发严重程度逐渐加重。除此之外，还有其他的瘢痕性秃发也表现为头发斑片状脱落，如盘状红斑狼疮、毛发扁平苔藓、局限性硬皮病、秃发性毛囊炎等。这些疾病如果不及时处理，等局部毛囊彻底破坏、毛囊开口消失之后则不会再有头发长出。所以，在发现头发少了一块之后虽然要避免精神过度紧张，但也不能彻底"躺平"，还是要尽早到医院就诊，让医生来判断具体情况。

Ｑ: 发现斑秃，在头皮擦姜有用吗？

在民间，一直有擦生姜可以生发的说法，但是随着现代医学的进步，这个治疗方法已经逐步被淘汰了。若发现斑秃，建议及时到医院诊断和治疗。目前皮肤科对斑秃的治疗方式有很多，包括各种各样的外用药、口服药、注射治疗等。

大部分斑秃患者的秃发面积小，就算不擦姜也可以自愈。部分类型的斑秃如全秃、普秃等发病突然，脱发面积大、进展迅速，有的斑秃患者还会同时患有甲状腺疾病、特应性皮炎、糖尿病等疾病，治疗更为复杂。当这种情况出现的时候，如果只是在家擦姜治疗，将会延误病情，错过最佳治疗时机。所以说，出现斑秃最好及时到医院就诊，请医生诊断并明确分型和严重程度，给予适当的治疗。

Q: 斑秃局部涂药很久仍然没有长出头发来，还在继续掉，应该怎么办呢？

小面积的斑秃局部涂药是有效的，但是处于进展期的斑秃，如匍行性斑秃，或者脱发面积大、进展迅速的重度斑秃对单纯外用药物反应往往欠佳，常出现涂药很久还是没有足够的新头发长出来的情况，并且头发还会进一步脱落。

遇到这样的情况，建议要及时到医院进行进一步的化验、检查，必要的时候要加上注射及口服药物治疗斑秃，并同时治疗其他可能合并的内科疾病。

从个人生活的角度来说，斑秃的发病与个人的精神状态和免疫状态都是相关的。处于进展期的斑秃患者一定要注意休息，避免劳累，保持情绪的乐观，配合正规治疗。

Q: 头发、眉毛、睫毛还有胡子都有掉，还能再长出来吗？

头发、眉毛、睫毛、胡子一起掉，这种情况为普秃。轻度的斑秃有自愈倾向，但是像普秃这样重度的斑秃如果不及时治疗，很难完全自愈。斑秃诊疗指南中提到，有研究统计后发现，全秃及普秃患者的自然恢复率小于 10%。就是说如果头发和体毛全部脱落，不治疗的话只有不到一成的患者头发可以长出来。重度斑秃一定要早期、及时、积极地进行抗炎治疗，才可能获得较好的改善。患病超过 2 年，没有得到及时治疗的重度斑秃，治愈的希望就会更小。对于反复治疗、长期治疗都没有效果的难治性重度斑秃，可以选择佩戴假发。

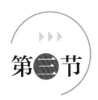

第三节

疾病预后与生活指导

Q: 斑秃导致头发脱落，头发还能再长出来吗?

斑秃的发病机制是我们自身的免疫细胞攻击了自身的毛囊细胞，引起毛发脱落，但毛囊本身的结构没有被完全破坏。大部分斑秃患者的毛囊仍然存在，轻度斑秃大部分可以自愈，头发掉了之后还能自己再长出来。但是对于重度斑秃，治疗的有效性有限，头发掉了之后比较难以恢复到完全正常的状态。

斑秃诊疗指南中提到，有研究发现，34% ~ 50% 的轻症患者可在 1 年内自行康复，但也有14% ~ 25% 的患者斑秃病情表现为持续性，还有可能进展到全头皮毛发脱落或毛发及全身体毛脱落的重度斑秃。患病超过 2 年，没有得到及时治疗的重度斑秃，治愈的希望就会更小。

Q: 斑秃会复发吗?

斑秃复发是非常常见的，我们身体的免疫情况常常会有变化，局部炎症状况也会有反复，导致了斑秃的复发。绝大部分轻度斑秃患者大部分可以自行康复，或在规范的治疗后痊愈。但有部分轻度的斑秃可能会发展成为重度斑秃，或反复发作。指南当中提出，目前大部分专家认为，治疗效果差或容易复发的斑秃，往往有以下几点因素：儿童时期发病、斑秃的病程长、斑秃的脱发面积大、病情反复的次数多、分型为匐行性斑秃、伴有甲损害、并发特应性疾病或自身免疫性疾病等。所以，斑秃患者需要科学对待斑秃的疾病特点，早期积极检查、治疗，最大程度上控制病情，减少复发。

Q: 斑秃一般多久能好？

斑秃的恢复时间因人而异。斑秃诊疗指南当中提到，研究结果显示 34% ~ 50% 的轻度斑秃患者如果不治疗也可在 1 年左右的时间内自愈。但轻度斑秃最好也寻求积极的治疗，因为有14% ~ 25% 的轻度斑秃患者病情可能表现为持续性，或者有可能进展到全秃或普秃等重度斑秃的情况。斑秃的治疗起效比较慢，一般来说至少需要 3 ~ 6 个月才能起效，重度斑秃的治疗时间可能需要 1 ~ 2 年，并且存在治疗效果不理想、容易复发的情况。所以，患者在治疗斑秃的过程当中一定要有耐心，规律复诊，积极配合治疗。

Q: 斑秃后重新长出来的头发怎么变白了？

我们往往会注意到这样一个现象，斑秃患者在好转的时候，先长出来的头发是白色的小细毛，或者有的斑秃患者脱发区的黑发脱落，白发还在。其实，斑秃的发病机制是炎症细胞攻击毛囊，导致脱发。在这个过程中，毛囊当中的色素细胞也会同时遭到炎症细胞的攻击，暂时性停止产生色素，导致白发的产生。毛发色素恢复稍慢，但大多数情况可以随着时间慢慢恢复，康复过程中新生的白色小细毛会慢慢长粗，恢复原有的颜色。

Q: 斑秃患者要忌口吗?

斑秃是由自身免疫细胞攻击毛囊所致，与饮食没有直接关系，患者无须过度忌口。饮酒、辛辣、刺激性食物可能会加重炎症反应，最好减少食用。在治疗中重度斑秃的过程中往往会使用数月的口服激素或肌内注射激素治疗，在长时间的激素治疗过程中，血压、血糖可能会升高，所以饮食方面需要注意避免重油、重盐、高糖饮食，以免加重血压和血糖的升高。

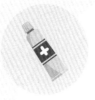

▶▶▶ 第三章

雄激素性秃发

第一节

疾病概况

Q: 雄激素性秃发就是脂溢性脱发吗?

雄激素性秃发就是脂溢性脱发，两者是一回事。雄激素性秃发患者的头皮除了毛发稀疏，还常常伴有出油多，所以过去人们误以为这种脱发是头皮出油引起的，就有了脂溢性脱发的俗称。此外，雄激素性秃发患者头皮油脂过多分泌容易引起马拉色菌的过度增殖，往往合并头皮或面部的脂溢性皮炎。雄激素性秃发如果伴有脂溢性皮炎，通过减少出油、控制皮炎炎症，也会对患者头发和头皮的外观改善有一定帮助。"雄激素性秃发"可以更加直接地体现出雄激素的致病作用，目前"脂溢性脱发"这个称呼已经被淘汰了，一般以"雄激素性秃发"表示这个疾病。

Q: 雄激素性秃发会遗传吗?

雄激素性秃发具有遗传倾向。2014 年发布的《中国雄激素性秃发诊疗指南》提到，我们国内的流行病学调查显示，有 53.3% ~ 63.9% 男性雄激素性秃发患者具有家族遗传史，从父亲的家族得到雄激素性秃发遗传基因的概率明显高于母亲的家族。有研究发现，雄激素性秃发患者脱发区的毛囊雄激素受体基因表

29

达更多，在双氢睾酮的作用下导致脱发。此外，基因中 5α 还原酶有缺陷的人也不会发生雄激素性秃发。以上研究均提示多种遗传基因与雄激素性秃发相关。

Q: 发际线没有后移，为什么也是雄激素性秃发呢?

雄激素性秃发男性和女性常见的临床表现差异较大。绝大多数男性如果出现雄激素性秃发，都表现为前发际线后移和头顶部的头发稀疏，如果不及时治疗，最终形成秃顶；而雄激素性秃发女性患者，主要表现为头顶部头发逐渐减少和变细，发缝不断变宽，发际线一般不会后移，不会完全秃顶。当然男性也可以出现类似女性雄激素性秃发的表现，我们称为女性型雄激素性秃发，这种情况下，前发际线一般是不会后移的。因此，并不是所有的雄激素性秃发患者发际线都会后移，无论男性还是女性，即便没有出现发际线的后移，也可能是雄激素性秃发。

Q: 家里没人脱发，后代为什么会秃发呢?

导致雄激素性秃发的原因很多，大体上可以分为先天性因素和后天性因素。目前的研究表明，遗传因素在该病的发生中占有重要作用，有脱发家族史的人群，即家族中有雄激素性秃发患者的人群，患雄激素性秃发的概率会比普通人更高。但除了遗传因素，雄激素的作用，尤其是双氢睾酮的作用，也是雄激素性秃发发生的重要原因。此外，我们生活中所接受的来自外部环境的各种影响，如压力、熬夜、睡眠质量差、高强度脑力工作、吸烟、喜食辛辣刺激和高热量食品等，也有可能加重雄激素性秃发，一些内分泌疾病也会导致脱发的发生。

第二节

诊断与治疗

Q: 雄激素性秃发一定要做毛发镜才能诊断吗?

在毛发镜应用之前,雄激素性秃发的诊断主要是根据临床表现。目前,毛发镜作为一种无创性检查工具,已经被广泛地应用于脱发疾病的诊断和鉴别诊断中。借助毛发镜可以寻找特征性分布的脱发区域中毛囊微小化的证据,这是诊断雄激素性秃发的主要根据之一。当直径不同程度减小的毛发占比超过 20% 时,则高度考虑雄激素性秃发。此外,雄激素性秃发还可能会出现单毛发毛囊单位比例增加、毳毛比例增加、黄点征和毛周征等表现。因此,应用毛发镜可以更好地进行雄激素性秃发的诊断。

Q: 雄激素性秃发就是雄激素水平有异常吗?

不是。相反,大多数男性和月经正常的女性患者,其体内雄激素水平一般是正常的。这部分患者出现雄激素性秃发多由于遗传来的头皮毛囊对雄激素的敏感程度增高,即脱发区的 5α 还原酶及雄激素受体的表达较高,5α 还原酶可以将睾酮(雄激素最重要的一种)转化为活性更强的双氢睾酮,双氢睾酮与雄激素受体结合，从而产生生物学效应，导致脱发。只有少部分有相关基础疾病或合并症（如代谢综合征、多囊卵巢综合征等）的患者会伴有雄激素水平的升高。

Q: 得了脂溢性脱发，为什么大夫让化验性激素呢？

人们常说的"脂溢性脱发"实际上就是"雄激素性秃发"，前者是根据临床症状及表现进行命名，后者则是根据病因来命名。在雄激素性秃发中，雄激素作用于毛囊导致脱发增加的同时还会刺激皮脂腺，使头皮油脂分泌增加。部分患者是由于血清中雄激素水平较高，即高雄激素血症引起。这些患者除了脱发，常常还会出现反复的痤疮、体毛浓密、月经紊乱、肥胖等其他高雄激素的表现。因此，当医生怀疑您的脱发可能伴发高雄激素血症时，会同时进行性激素化验，明确性激素的情况，从而进行更有针对性的治疗。

Q: 口服非那雄胺要吃多久？

说到非那雄胺，就要先提到双氢睾酮，双氢睾酮也是雄激素的一种，能够与毛囊雄激素受体结合，使毛囊逐渐萎缩。非那雄胺是一种 5α 还原酶抑制剂，能够抑制机体内的睾酮转化为双氢睾酮，减少血清及毛囊周围双氢睾酮的浓度，从而起到治疗脱发的作用。目前的研究表明，口服非那雄胺 12 个月的有效率可达到 65%~90%。因此，要达到最佳治疗效果，应坚持用药最少 1 年。但雄激素性秃发是一个逐渐进展的疾病，像高血压、糖尿病一样，用药只是对症状进行控制，并非治愈疾病本身，因此，服药周期需要根据患者自身情况决定，遵循医嘱逐渐减少药量或停药。

Q: 口服非那雄胺不良反应严重吗？

口服非那雄胺的不良反应的发生率较低，研究报道约为2%。口服非那雄胺的主要不良反应包括性欲减退、勃起功能障碍、性快感减退、精子数减少、男性乳房发育等，一般症状轻微且可逆，停药后数天或数周不良反应症状通常可消失。此外，少数患者可能会有轻度转氨酶升高。我们要重视也要正确认识药物不良反应，但也无须过度恐惧和焦虑，应遵医嘱进行治疗或停用药物。需要注意的一点是，目前非那雄胺仅被批准用于男性。

Q: 吃了非那雄胺会不会抑制男性激素睾酮？

不会。人体内发挥主要生物学功能的雄激素是睾酮（雄激素中最重要的一种），非那雄胺通过抑制体内 5α 还原酶，达到阻止睾酮转化为双氢睾酮（也是雄激素的一种，能够与雄激素受体结合，使毛囊逐渐萎缩）、降低体内双氢睾酮浓度的目的。因此，理论上口服非那雄胺并不会降低睾酮的水平，不少患者用药后睾酮还会有一定程度的升高。

Q: 雄激素性秃发患者头发长出来之后能不能停药？

可以停，但是停药后 3 ~ 6 个月，头发会逐渐回到过去的萎缩脱落的状态。雄激素性秃发是一个逐渐进展的疾病，根本原因是先天或后天因素导致头皮受影响部位的毛囊对双氢睾酮（DHT，雄激素的一种，能够与雄激素受体结合，使毛囊逐渐萎缩）不耐受。通过用药可以降低体内双氢睾酮的浓度，从而阻止脱发的进程，并一定程度上使毛发再生。但是，如果完全停止治疗，毛囊又会继续开始受到双氢睾酮的作用，继续萎缩和脱落。因此，只要还需要头发，就要进行长期的药物治疗。

此外，该病患者坚持药物治疗的同时，改善生活习惯也非常重要。放松心情、改善睡眠、拒绝烟酒、平衡饮食等都值得推荐，能够帮助我们更好地维持疗效。

Q: 据说外用米诺地尔会有"狂脱期"，头发还会再长出来吗？

会再长出来的。外用米诺地尔早期确实会出现短暂的脱发增多的现象，这是治疗过程中的正常反应，也是治疗可能有效的早期表现，但之后发量会逐渐恢复。

米诺地尔所谓的"狂脱期"往往发生在用药后 2~4 周，表现为脱发数量比用药前有所增多。正是因为治疗有效，头发新生加快，将那些本身就已经死亡、快要掉落的休止期头发替代掉，休止期头发比较集中地掉落，导致头发掉得比用药前更多一些。所以，使用米诺地尔治疗最初的 2 个月，往往体会不到明显的生发效果，反而出现休止期毛发脱落增多的过渡期现象。一般而言，米诺地尔的浓度越高，起效越快，头发新生就越旺盛，这种更替现象也会更明显。更替掉原先的休止期头发之后，这种"狂脱期"就会结束，发量也会开始增加，需要坚持用药，才能迎来生发的春天。

如果特别担心头发新旧更替过程中的脱发，可以选择从低浓度开始使用米诺地尔，2% 浓度的比 5% 浓度的起效更慢，可以

2% 浓度的用 2~3 个月之后再提高浓度。如果用药后脱发增多时间超过 3 个月，就表示可能还合并其他的脱发疾病，一定要找医生复诊。

Q: 用了几年非那雄胺和米诺地尔，发际线的头发还是没有明显增多，是不是没救了？

如果您已经遵医嘱规律地服用非那雄胺和外用米诺地尔至少 1 年的时间，说明您的发际线处对这些治疗的反应不佳，原因可能是发际线处的毛囊已经萎缩，或您本身对于这些药物的敏感性不佳。

但这并不意味着您已经没救了。除了非那雄胺和米诺地尔之外，您还可以选择毛发移植的方式。毛发移植一般是将患者自己后枕部的毛囊分离提取出来，移植到秃发的部位。移植后的毛囊可以保持长久的存活，但还需要继续口服或外用药物维持其他秃发区域头发的生长。此外，发片、假发也是一种选择。

Q: 女性能用口服非那雄胺治脱发吗？

发现自己存在脱发问题的女性患者，首先需要去医院就诊，明确脱发的类型，遵医嘱进行治疗。非那雄胺通常用于成年男性，治疗男性雄激素性秃发，尚未批准用于女性。因为其具有致畸性，育龄期女性及孕妇必须严格禁止使用，千万不要自己随便买药服用。

目前国外有研究发现对于绝经期后的女性，口服非那雄胺治疗脱发有一定疗效，但也必须经过医生的评估和相关检查，和医生充分讨论并谨慎选择，同时一定要定期复查以监测不良反应。

第三节

疾病预后与生活指导

Q: 雄激素性秃发能治愈吗?

不能治愈。雄激素性秃发是一种主要在遗传和雄激素作用下毛囊逐渐萎缩的疾病。药物只能帮助我们改善,但是并不能治愈。停药后头发又会逐渐地在遗传和雄激素的作用下重新进入萎缩的状态,出现脱发。所以,治疗雄激素性秃发一定要长期坚持使用药物治疗。

Q: 雄激素性秃发不治疗会有什么后果?

雄激素性秃发不影响患者的身体健康,对患者的影响主要在于外观和心理方面。所以治与不治,主要取决于患者对于头发的在乎程度。如果您很在乎脱发给自己带来的影响,我们建议患者尽早就诊并正确治疗。如果患者已经不太在乎脱发所带来的影响,是完全可以不治疗的。

Q: 调整生活习惯是不是头发就不会再掉了?

对大多数患者来说,调整生活习惯在一定程度上可以改善脱发，但不能完全阻止头发脱落。造成脱发的原因是多种多样的，比如遗传、不良的生活习惯、某些疾病等。目前脱发患者大多为雄激素性脱发，调整生活习惯后脱发可有一定程度的减缓，但不能完全逆转脱发的趋势，脱发还是会继续缓慢加重。很多休止期脱发或者轻度斑秃的患者，在改善生活习惯以后，脱发能够减轻，头发也能再生。还有一部分患者，比如重度斑秃、拔毛癖、瘢痕性脱发患者，即使调整生活习惯，也难以改善脱发。因此有脱发困扰的患者，最好到皮肤科就诊后找准病因"对症下药"，才能获得满意的治疗效果。

Q: 吃黑芝麻能治脱发吗?

吃黑芝麻并不能治疗脱发。黑芝麻的"黑"是来自一种黄酮类的物质，而头发的"黑"来自黑色素，二者并不是同一种物质，所以吃黑芝麻不会让头发变得更黑，不会增加发量，也不能减少白发。同时黑芝麻中的脂肪含量较高，现在脱发的患者大多数为脂溢性脱发（也就是雄激素性秃发），如果过多地吃黑芝麻，可能会加重皮脂分泌，使脱发更严重，同时也会使血脂水平升高，甚至引起或加重脂肪肝。如果患者喜欢吃黑芝麻，可以适量食用，但是不能过多地期待通过吃黑芝麻来生发。

Q: 洗头越勤头发越容易掉吗?

其实洗不洗头和掉不掉头发之间没有必然的关系。健康者大约每天会有 100 根头发长出来，也会有大约 100 根头发脱落，这是一个正常的动态更新过程。如果我们患上了脱发疾病，脱发量增多，可以通过洗头发现，但是头发是否掉很多、掉多少，这与洗头无关，因此患者不必因担心掉发而不敢洗头。

Q: 那些宣传可以防脱生发的洗发水有用吗?

目前宣传有"防脱"功效的洗发水往往都是宣传大于疗效，想通过防脱洗发水来促进毛发生长、阻止毛发脱落，这几乎是不可能的。防脱洗发水可能含有一些能够促进毛囊生长的成分，但是洗发水在头皮停留时间非常短，几乎不可能起到育发生发的作用。脱发患者要尽早到皮肤科进行正规、长期的药物治疗，才能获得满意的疗效。

Q: 多梳头是不是可以防止脱发?

多梳头对于防脱生发可能有一定帮助。因为毛囊的营养主要来自毛乳头的血管，而梳头可以促进头皮血液循环，一定程度上改善毛囊的生长环境从而促进毛发生长。

但是在梳头过程中需要注意：首先，我们一定要选光滑的宽齿木梳或者牛角梳，不要选塑料梳子，因为塑料梳子在梳头过程中会产生静电，增加摩擦造成的发干损伤；其次，选择前端较钝的梳子，而不选前端尖锐的梳子，否则在梳理过程中容易对头皮造成损伤；最后，梳头的力度要适中。

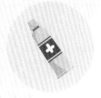

▶ ▶ ▶ 第四章

日光性角化病

第一节

疾病概况

Q: 什么叫日光性角化病？

日光性角化病又称光线性角化病（Actinic keratosis，AK），是一种常见的皮肤癌前病变，持续进展可能会变成皮肤鳞状细胞癌。

Q: 日光性角化病主要长在什么部位？

日光性角化病，顾名思义，它的发生和发展离不开日光照射。因此最常见的部位就是曝光部位，比如头面部、颈部、手背、手臂等外露部位。

Q: "日光性角化病是一种癌前病变"是什么意思？

"癌前病变"是一个临床概念，它所对应的病理学概念是"细胞的不典型增生"。这意味着，原本规则生长的正常细胞中出现了一些变异的细胞，可以是细胞形态的改变、细胞核的形态改变，也可以是原本细胞排列顺序的打乱，但还没有发展到"癌"的程度，也不会有转移。但是如果不予理睬，经过一段时间后，日光性角化病有发展成皮肤鳞状细胞癌而发生转移的风险。

Q: 日光性角化病癌变的概率有多大?

日光性角化病会缓慢进展,其中大概有 0.1% ~ 16.0% 的皮损可以变成皮肤癌。值得注意的是,患病的时间越长、皮损数量越多,恶变的概率也会越高。每处皮损 1 年内进展为皮肤癌的概率只有 0.60%,患病 4 年时恶变的概率则上升为 2.57%。

Q: 从日光性角化病确诊到发生癌变的时间有多长?

日光性角化病多数发展较缓慢,每处皮损 1 年内进展为皮肤癌的概率为 0.60%,患病 4 年时恶变的概率上升为 2.57%。但是对于多发性的日光性角化病患者,进展的速度会更快一些。另外值得重视的一个类型是发生在下唇的日光性角化病,又称光化性唇炎,数据显示,光化性唇炎进展成为皮肤癌的概率更高(10% ~ 30%),时间也会更短。

Q: 白皮肤和黑皮肤哪种容易发生日光性角化病?

白皙的皮肤更被大众所喜爱,但也更容易发生日光性角化病。皮肤越黑,说明存在于表皮内的黑色素就越多,而黑色素可以有效抵御紫外线对皮肤细胞的侵扰,也就比较不容易发生病变。夏天到来之际,皮肤被晒黑其实也是皮肤细胞自身的保护机制。

Q: 为什么老年人容易得日光性角化病?

导致日光性角化病发生的两大主要原因为环境因素和个体因

素。其中最主要的环境因素就是日光暴露，而日光中的紫外线是罪魁祸首。长期照射紫外线可以引起皮肤细胞基因突变、皮肤慢性炎症和免疫抑制等，最终导致皮肤细胞发生恶变。紫外线的损害程度是随着照射时长的增加而逐渐累积的，老年人受日光照射的时间更长，因此更容易发生日光性角化病。另外，长期紫外线照射会导致皮肤局部免疫功能下降，这也是导致日光性角化病发生的重要原因。

Q: 老年斑就是日光性角化病吗?

不是的。老年斑又称"脂溢性角化症"，其与日光性角化病是两种完全不同的疾病，而且预后完全不同。脂溢性角化症是一种良性皮肤肿瘤，很少发展为皮肤癌。但是日光性角化病本身是一种癌前病变，是需要特别注意且及时治疗的。值得注意的是，这两种疾病的发生都与紫外线照射有着密切的相关性，因此在长期日晒的部位二者往往可以相伴出现。这时候，将混杂在良性的脂溢性角化症中的日光性角化病准确识别出来，并及时将其消灭，是至关重要的。

Q: 日光性角化病会痒吗?

绝大多数的日光性角化病患者没有特别的感觉，但有些患者会伴有轻微瘙痒和疼痛。

Q: 日光性角化病会传染吗?

日光性角化病没有传染性，不会自我传染也不会传染给他人。

Q: 日光性角化病会遗传吗?

对于该病,遗传因素会起到一部分的作用,但不是决定性因素。平时注意做好防晒、避免过度受到电离辐射等更为重要。

Q: 什么样的人更容易得日光性角化病?

除了年龄的增加以外,皮肤白皙、诊断过恶性肿瘤及长期户外劳作又不防晒的人更容易得日光性角化病。

Q: 日光性角化病是皮肤保护屏障变弱的后果吗?

是的。处于我们身体最外层的皮肤将我们与外界环境隔开,起到了非常重要的保护作用,它可以把外界的各种刺激,包括紫外线、有毒有害物质、病原微生物等阻挡在体外,此为物理屏障。皮肤内的免疫细胞也可以及时发现并杀死发生改变的自身皮肤细胞,此为免疫屏障。但是长期的日光照射会导致皮肤局部的免疫功能下降,无法及时识别并清除体内发生变化的细胞,加剧了日光性角化病的发生和发展。

Q: 日光性角化病一定会发展成皮肤癌吗?

不一定。日光性角化病是一种缓慢发展的癌前病变,它会逐渐向皮肤癌发展,它转化为皮肤癌的概率在 0.1% ~ 16.0%。随着患病时间的增加,变成皮肤癌的可能性也会逐渐增加。每处日光性角化病皮损 1 年内进展为皮肤癌的概率为 0.60%,而 4 年内恶变的概率上升至 2.57%。

Q: 日光性角化病不治疗会发生什么后果?

不可以。虽然有一小部分日光性角化病可以在不治疗的前提下慢慢消退，但是这不意味着我们可以掉以轻心。很多长期户外劳作人群的日光暴露部位（面部、手臂、手背、颈部等）的皮肤往往有大面积的日光性角化病，医学上称之为"区域性癌病"，这种多发性的日光性角化病有时可以直接变成向皮肤深部浸润的皮肤癌，此时疾病的进展速度往往会超出预期。所以，日光性角化病还是应该早发现、早诊断、早治疗，才会更安全。

第二节

诊断与治疗

Q: 常规体检项目包含日光性角化病吗？

常规的体检项目中不包含对日光性角化病的诊断，日光性角化病的诊疗应在皮肤科进行。值得注意的是，每次进行诊疗时最好带上以前的检查结果及病历资料，以便医生对疾病的发展进行更全面的判读。

Q: 毛囊角化病和日光性角化病是一个病吗？

不是的。虽然二者的名字中都有"角化病"这 3 个字，但是没有任何的相关性。毛囊角化病是一种常染色体显性遗传病，发生年龄比日光性角化病早很多。与日光性角化病好发于老年人不同，毛囊角化病多数在 10 ～ 20 岁发病，成年期加重。另外，二者好发位置也不同：日光性角化病多发生在日光暴露部位，而毛囊角化病多发生在爱出油的部位，如头面部和胸背部等，严重的时候还可以扩展到全身。

Q: 手背上有一块区域特别痒，而且还有皮癣，是日光性角化病吗?

不是的。虽然手背是日光性角化病的好发部位之一，但是日光性角化病瘙痒一般不严重。如果出现瘙痒严重而且表面脱屑的情况，建议到皮肤科就诊，从而排除皮炎、银屑病等炎症性皮肤病。

Q: 遇到什么样的皮疹需要怀疑是日光性角化病呢?

日光性角化病的表现多种多样，皮疹有薄有厚，颜色也不尽相同，但是绝大多数表现为长期存在的（半年以上不消褪）、摸起来有些粗糙的红色斑片，有些表面还有鳞屑。患者一般没有什么明显的感觉，偶尔可以伴有很轻微的瘙痒或者疼痛感。当老年人经常日晒的部位出现以上表现的皮疹的时候，就需要来皮肤科就诊了。

Q: 日光性角化病需要做很多检查吗?

不需要做很多检查。日光性角化病的诊断和随访不需要做像抽血这样的系统检查，多数情况下只要根据当地医院的条件和医生的经验，选择皮肤镜这类无创的影像学检查就可以了。如果担心疾病发展为皮肤鳞状细胞癌，另外，加上皮肤病理检查就足够了。

Q: 日光性角化病有哪些可用的外用药膏?

　　用于治疗日光性角化病的外用药种类较多，包括咪喹莫特、5-氟尿嘧啶、巨大戟醇甲基丁烯酸酯、双氯芬酸和维A酸类，但是外用药物的整体治疗周期会比较长，也会随着治疗效果的出现而出现一些不良反应，一定要根据医嘱使用。

第三节

疾病预后与生活指导

Q: 日光性角化病能治好吗？

当然可以。日光性角化病的治疗方法有很多，疗效多数是可以保证的。患者可以根据自己的病情以及经济情况、美容需求等综合选择。比较简单的治疗方法有冷冻和激光去除，也可以通过手术切除。如果皮疹发生在面部或关节部位这些特殊的地方，而且数量较多的时候，可以首选光动力这种美容效果好、效果肯定、不影响关节功能的疗法。当然也可以选择一些外用药物治疗，只是外用药物的使用时间较长，且会伴有色素脱失等不良反应的出现。如果长期外用药效果不显著，需及时更换治疗方案。

Q: 日光性角化病患者可以泡澡吗？

可以。泡澡不会影响日光性角化病的进展。

Q: 日光性角化病患者可以化妆吗？

尽量避免化妆。化妆品中含有不同成分的有机物质，这些物质可能会刺激皮疹部位的细胞，进而导致疾病的进展。同时，面部化妆后需要卸妆，卸妆产品中的有机成分也会对皮肤屏障造成二次损伤。因此，不建议在日光性角化病的部位化妆。但是成分简单的防晒产品是可以使用的。出门时推荐使用宽边遮阳帽、太阳伞、墨镜等物理防晒装备进行遮挡。

Q: 患日光性角化病的部位可以用搓澡巾搓吗？

尽量避免。患日光性角化病的部位，皮肤屏障功能本身有一定的缺陷，在经过搓澡巾搓这种强力的物理性剥脱后，皮肤屏障功能会受到进一步的损害。同时，原本病变部位的细胞在受到刺激后，更容易造成疾病的进展。

Q: 日光性角化病患者可以吃辛辣刺激的食物吗？

尽量少吃。辛辣刺激的食物会刺激皮肤，可能会导致疾病的进展。且中医认为"肺主气，外合皮毛"，而"肺喜润恶燥，辛辣食物多能耗伤津液"，因而也会对皮肤造成损伤。

Q: 日光性角化病的预防措施都有哪些？

最重要的预防措施就是做好防晒！防晒首推物理防晒，比如出门穿好防晒衣，带好防晒帽，以及撑好防晒伞。其他暴露部位推荐涂抹成分简单的防晒霜。当然，阳光强烈的时候要尽量避免长时间在户外活动。

Q: 涂抹防晒霜可以预防日光性角化病吗？

可以。推荐尽量选用成分简单的医用品牌的防晒霜，且最好选择瓶身标注 SPF30 及以上的防晒霜。另外，正确涂抹防晒霜对其防晒作用的强弱至关重要：应尽量在出门前半小时涂抹防晒霜，在 2～3 小时后应重新涂抹以补充脱失的防晒霜。

Q: 长期居住在热带地区，对日光性角化病的发展会有影响吗？

有影响。热带地区日光中紫外线更强，居住在此处则应更注意加强防晒措施，且应尽量避免在阳光强烈的时候长时间处于户外。

Q: 紫外线严重过敏，以后会得日光性角化病吗？

有可能。紫外线过敏和日光性角化病没有直接的联系，但是如果有紫外线过敏的情况，代表皮肤对紫外线的刺激更为敏感，也更容易发生损伤。所以，如果紫外线过敏严重又不注意防晒，那发生日光性角化病的可能性就会增大。

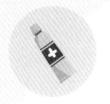

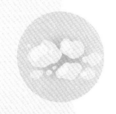

▶▶▶ 第五章

甲癣

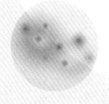

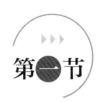

第一节

疾病概况

Q: 灰指甲会传染吗?

灰指甲会传染。灰指甲也称为甲真菌病,是指真菌侵犯甲床和/或甲板引起的疾病。糖尿病、外周血管病变、神经病变、肥胖、吸烟、足部潮湿多汗等都是甲真菌病的危险因素,有这些情况的人群更容易得灰指甲。灰指甲常常是患者本人得了手足癣、体股癣之后,真菌传播到甲上引起的。另外,得灰指甲的患者通过与其他人直接或间接接触,也可以传播给其他人。所以为了预防灰指甲,要积极治疗手足癣、体股癣,避免自身传播;注意个人卫生,减少与手足癣、体股癣、甲癣和头癣患者的直接接触;避免共用拖鞋、浴巾、寝具等物品,防止间接传播;平时穿鞋不要过紧,保持手足清洁干燥,避免甲外伤。

Q: 脚气会导致灰指甲吗?

脚气是足部皮肤的真菌感染。得了脚气之后,皮肤上的真菌可能会传播到甲上,引起灰指甲。

引起灰指甲的真菌大多来自患者自身,常常是患者本人得了手足癣、体股癣之后，真菌传播到甲上引起灰指甲。但也有可能是周围有人存在真菌感染，直接或间接传播给密切接触者，引起灰指甲。此外，高龄、糖尿病、外周血管病变、神经病变、肥胖、吸烟、足部潮湿多汗、甲外伤也是灰指甲的危险因素，存在这些情况的患者往往更容易得灰指甲。

患有艾滋病以及正在使用糖皮质激素或免疫抑制剂的人群因为免疫受损，也更容易得灰指甲。

指甲对来自外界的伤害有一定自我防御能力，但与其他组织相比，指甲相对缺乏免疫细胞，且适宜真菌长期生存，当指甲受外伤之后，更容易继发真菌感染。

Q 指甲被挤了一下，后来指甲分层了，这是灰指甲吗？

不一定是灰指甲。虽然指甲遭受外伤后可能会继发真菌感染，引起指甲分层，但是其他疾病，比如银屑病、扁平苔藓、湿疹、甲肿瘤等也可以引起指甲的分层。甲真菌病累及甲板和甲床时，可以出现甲下角化过度、甲下碎屑、甲分离及甲纵行条带等；病变累及甲母质时，可以出现近端甲变色、甲生长缓慢等。所以，灰指甲不一定会出现指甲分层，出现指甲分层也不一定是灰指甲。出现指甲分层时，还需要到医院进行进一步检查，比如真菌镜检或皮肤镜检查，才能确定是灰指甲还是其他疾病引起的指甲改变。

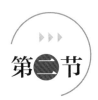

第二节

诊断与治疗

Q: 在医院化验没有查到真菌，就不是灰指甲了吗?

不能排除灰指甲。灰指甲的真菌检出率不是百分之百，所以
一次化验没有查到真菌不能排除灰指甲，需要多次取材化验或进
行真菌培养来提高真菌的检出率。另外，如果已经使用了抗真菌
药物，也会出现真菌化验假阴性的情况，所以建议化验真菌之前
2 周内避免使用抗真菌药物，防止因为药物导致假阴性。灰指甲
除了可以通过化验真菌来诊断，也需要通过典型的临床表现来判
断，如甲板变色、甲下角化过度、甲下碎屑、甲分离及甲纵行条
带等。如果医生根据临床表现高度怀疑为灰指甲，但真菌镜检阴
性，也可以试验性使用抗真菌药物，通过用药效果来判断是否是
灰指甲。

Q: 开始吃抗真菌药治灰指甲，为什么要定期复查肝功能?

特比萘芬和伊曲康唑是目前系统治疗灰指甲的首选药物，这
两种药物均通过肝脏代谢，有可能会产生肝毒性。建议既往没有
查过肝功的患者，口服特比萘芬和伊曲康唑前检查一次肝功，并

且服药期间定期复查肝功能。对于肝肾功能正常的患者，引起肝脏损害的情况很罕见，但仍然建议口服抗真菌药前检查肝功，且服药期间定期复查。

对于有慢性或活动性肝病的患者，需要对原来的肝病情况进行评估。肝功能恢复正常，无活动性肝病，权衡利弊后可口服药物治疗甲真菌病，应用期间要定期监测肝功能。

对于肾功能不全的患者，选择口服药物也需权衡利弊，必要时可根据肌酐清除率调整剂量，严重肾功能不全的患者不推荐应用这类口服药物。

如果在服药期间出现恶心、食欲减退、呕吐、右上腹疼痛，或皮肤、结膜、尿液、粪便颜色改变时，应立即停用药物并就诊检查肝功能。

Q: 需要进行真菌培养加药物敏感性试验之后再选口服抗真菌药物吗?

不需要。根据典型临床表现，结合真菌镜检、真菌培养等可判断是否为灰指甲。引起灰指甲的真菌主要为皮肤癣菌，我国皮肤癣菌耐药罕见，所以不需要常规做体外药物敏感性试验。确诊灰指甲后，如果没有禁忌证，就可以在医生的指导下口服抗真菌药物了。伊曲康唑和特比萘芬是治疗甲真菌病的首选口服药物，这两种药物都是广谱抗真菌药物，对于皮肤癣菌、酵母菌及其他霉菌均有抗菌作用。

对于治疗效果不好的患者，可以进行真菌培养加药物敏感性试验，根据试验结果选用敏感的抗真菌药物。

Q: 涂了很久的药膏，为什么指甲还是没有好呢？

对于累及指甲面积较小、数量较少，或感染较表浅的灰指甲，可以选择局部外用药物治疗。目前国内推荐外用药物为 5%阿莫罗芬搽剂，每周 1 ~ 2 次。5% 阿莫罗芬可以在甲板上形成一层非水溶性的膜，膜中含有高浓度的阿莫罗芬，可渗透进甲床，并可在甲上停留 1 周，形成一个药物池使之易于被释放并渗入甲板。外用药物不良反应少，但由于甲板较厚、较致密，涂药往往渗透性较差，不能达到理想的效果。

口服药物的治愈率高于外用药物，对于受损甲板≥ 50%、受累甲数目≥ 4 个或甲母质受累的患者，建议在医生指导下采用口服药物治疗，也可口服和外用药物联合应用治疗灰指甲。另外，还可以在口服药物停药后继续使用外用药物一段时间来减少复发。

Q: 吃抗真菌药治灰指甲要多久才能好？

治疗甲真菌病的口服药物中，特比萘芬和伊曲康唑为首选药物。对于特比萘芬，推荐连续疗法，成人剂量 250 毫克 / 次，一天一次，手指甲真菌病疗程为 6 ~ 8 周，脚趾甲真菌病疗程为 12 ~ 16 周。对于伊曲康唑，推荐间歇冲击疗法，成人剂量 200毫克 / 次，一天两次，服药 1 周停药 3 周为 1 个疗程，手指甲真菌病总疗程为 2 ~ 3 个疗程，脚趾甲真菌病总疗程为 3 ~ 4 个疗程。

氟康唑是治疗甲真菌病的二线药物，剂量为每次 150 ~ 300毫克，每周 1 次，疗程 12 ~ 48 周。对于老年人，甲生长速度缓慢，病甲程度常较重，所以疗程要足够长才能达到治愈的目的。

Q: 年纪大了不能吃药，灰指甲还能治吗？

并不是年纪大了就一定不能吃药，如果肝肾功能良好，没有严重的基础疾病，就可以在医生的指导下口服药物，需定期复查肝功能。对于老年人，口服抗真菌药物时需要注意其与降压、降脂和降糖药物间的相互作用。特比萘芬用于老年人时不需要调整剂量，且药物间相互作用相对较少，对于合并口服药物较多的老年人来说宜优先选择。另外，老年人甲生长速度缓慢，病甲程度常较重，所以疗程要足够长才能达到治愈的目的。

对于口服药物有禁忌的患者，可以选择其他治疗方法，如局部外用药物治疗、激光治疗、拔甲或病甲清除术、光动力治疗等，这些治疗都要在正规医疗机构进行。

Q: 指甲越来越厚，穿鞋有点疼，可以把指甲拔掉吗？

一般情况下灰指甲不会疼痛，灰指甲伴有疼痛可能与指甲增厚明显或者合并甲沟炎相关，需要到医院明确诊断，对症治疗。若灰指甲甲板厚度 >2 mm 或伴有嵌甲，可酌情选择去除病甲、抗感染治疗，应由专科医生做出判断，选择合适的治疗方法。去除病甲的方法有手术拔甲或药物封包。拔掉病甲后，还需要联合外用或口服抗真菌药物治疗才能治好灰指甲。

Q: 脚趾突然又红又肿还疼，怎么办？

脚趾突然红、肿、疼，可能与嵌甲或甲沟炎相关，建议到医院明确诊断，进行对症治疗。甲沟炎表现为甲沟红、肿、热、痛，症状较轻者可用外用和口服抗生素，症状较重或脓肿形成时，需将脓肿切开引流，部分嵌甲致甲沟炎发生者还可能需要进行拔甲或手术矫正。

生活中需要预防嵌甲，首先，建议穿合脚的鞋子，不要过紧，减少甲摩擦、挤压，避免甲外伤；其次，建议保持手足清洁、干燥；最后，要正确修剪趾甲，避免趾甲修剪过短、过深。用平口的指甲剪直线修剪，这样趾甲比较平整，不会留下尖锐的突刺嵌入甲沟皮肤。

第三节

疾病预后与生活指导

Q: 甲癣可以治愈吗?

甲癣大多数情况下是能够治愈的。甲癣是由真菌感染甲板所致,通过有效的抗真菌治疗,大多可以重新长出健康的甲板。

治疗效果受多种因素影响。年轻力壮患者身体较好,无基础疾病,肝功能正常,可以选择口服药物,一般能治愈。部分患者年龄较大、肝肾功能较差或服用多种药物,可使用外用药物,清除甲板表面真菌,减少传染性。甲癣严重,或患者处于免疫受损状态,相对不易治愈。

此外甲癣治疗后还存在复发或再感染可能,患者应严格遵医嘱,接受足量、足疗程的抗真菌药物。在日常生活中需注意个人卫生,将鞋袜烫洗、杀菌处理、保持干燥,不与他人共用生活用品。如果合并足癣或其他部位皮肤癣菌感染,也需同时积极治疗。

Q: 拔了指甲之后,灰指甲就能好吗?

单纯拔甲不能治愈灰指甲。灰指甲是由真菌感染引起的,把患甲拔掉以后,甲床上仍有真菌存留,因此在拔甲以后,患者仍需遵医嘱外用或口服抗真菌药物,同时注意局部清洁干燥、提高机体抵抗力，才能够达到根治的目的。

Q: 灰指甲可以不治疗吗?

对于灰指甲建议进行治疗。灰指甲是真菌感染指甲导致的一种甲病，尽管对于生活没有严重影响，仍建议大家进行治疗。灰指甲会出现甲浑浊、变色、脱落的情况，影响美观，还可能导致嵌甲、甲沟炎等并发症发生。此外，灰指甲具有一定传染性，如果不及时治疗的话，有可能从一个指甲传染到其他指甲，甚至传染给家人。

Q: 灰指甲好了之后穿过的鞋和袜子都要扔掉吗?

没必要全扔掉，穿过的鞋袜可以消毒后继续使用，可利用高温烫煮清洗、日晒干燥、局部使用抗真菌散剂等来进行消毒杀菌。平时要穿一些透气性好的鞋袜，保持足部干燥清洁。

Q: 用醋泡脚可以治疗灰指甲吗?

用醋泡脚对于治疗灰指甲作用不大。醋酸可以杀真菌，但食用醋中醋酸的浓度为 3% ~ 5%，这个浓度不足以杀灭真菌，稀释后泡脚作用更差。而且醋渗透甲板的能力也比较弱，很难穿透甲板。长期使用醋，其弱酸性还会刺激皮肤，破坏皮肤屏障，导致其他皮肤疾病的发生。灰指甲的治疗可以使用外用和口服抗真菌药物，如外用阿莫罗芬搽剂，口服伊曲康唑、特比萘芬等。

Q: 把不好的甲板全修剪掉，是不是治疗起来更快一些?

修剪病甲在一定程度上可以提高治疗疗效。一方面，修剪病甲可以直接去除部分甲板上的真菌成分；另一方面，将患甲尽量剪短、锉薄，有利于外用抗真菌药物渗入甲板，从而提高甲板内药物浓度。患者可以每隔一段时间修剪病甲，但需要注意避免过度修剪，以免继发细菌感染或损伤甲板、甲床。由于甲生长缓慢，仍需要坚持足够疗程的治疗。

Q: 家人也有灰指甲，需要一起治疗吗?

灰指甲患者需要与家人一起防治灰指甲。灰指甲是由真菌感染引起的，可能会通过日常生活传染其他人，所以如果发现患者家人有疑似灰指甲的症状时，患者和家人应该一起去医院检查清楚，早发现、早治疗，以避免造成互相传染。

在日常保健中，患者要做好个人卫生，不能和家人共用生活用品，如拖鞋、毛巾、寝具、指甲刀等，需要经常使用的公共用品要经常换洗消毒。此外，未患灰指甲的家人应该适当锻炼身体，提高机体抵抗力。平时应保持足部、股部等地方干洁，不给真菌生长提供潮湿的环境。

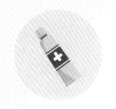

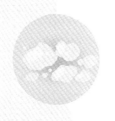

▶▶▶ 第六章

带状疱疹

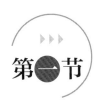

第一节

疾病概况

Q: 带状疱疹会传染吗?

带状疱疹是一种由水痘－带状疱疹病毒感染引起的疾病，皮疹的水疱中含有病毒，与大多数病毒感染性疾病（比如感冒）一样，带状疱疹也是会传染的。与感冒不同的是，水痘－带状疱疹病毒主要存在于患者的水疱中，不通过飞沫传播，主要通过直接或间接接触破溃的水疱疱液进行传染。

婴幼儿，尤其是从来没有得过水痘、没有接种过水痘疫苗的婴幼儿是被传染的高危人群，少数未患过水痘的成人感染后也会患病。初次接触这种病毒的人更易得水痘。带状疱疹患者要尽量避免和这些人群的亲密接触，特别是要避免这些人接触破溃的水疱，适当自我隔离，不与他人共用贴身衣物，减少传染的概率。

总体来说，带状疱疹的传染性并不强，一项研究发现：同一家庭中接触带状疱疹患者的人有 15.5% 会被传染。因此只要在生活中稍加注意，就可以有效预防带状疱疹的传染。

Ⓠ: "缠腰龙"只长在腰上吗?

带状疱疹好发于腰部,常表现为沿单侧神经分布、腰部条带状的红斑、一簇簇水疱,因此又被称为"缠腰龙"。这条"龙",不仅能发生在腰部,还能发生在身体别的部位。水痘-带状疱疹病毒在带状疱疹发生过程中,在神经根部复制生长顺行达到神经分布的皮肤区域,破坏表皮细胞,产生红斑及簇集性水疱。人身上每一个部位都有神经,因此带状疱疹可以长在任意部位,以腰背、胸背最为常见。除了腰部以外,单侧头皮、胳膊、下肢,甚至是一些特殊部位像单侧眼睛、耳朵、外阴也有长带状疱疹的可能性,因此,腰部以外出现伴有疼痛的水疱同样需要警惕带状疱疹的发生。

Ⓠ: "缠腰龙"长一圈会有生命危险吗?

民间流传着一种说法:"缠腰龙"围着腰部长一圈就会引起生命危险。这实际上是一种谣言。人体的神经分布通常是左右成对的,一对中的两根神经分别"管理"左右两边身体,不跨越中线。前面说过,水痘-带状疱疹病毒是沿着一根神经进行生长的,所以在大多数情况下,"缠腰龙"是不会跨越正中线长一圈的,只会长在身体的一侧。在一些免疫力严重低下的患者中可能会出现播散性带状疱疹,表现为单侧带状分布红斑、丘疱疹,以及全身散在的水痘样皮疹。临床上也有极少数患者身体两侧都出现带状疱疹,称为"双侧带状疱疹",但这种情况极其少见,总体发病率小于0.1%。双侧带状疱疹及播散性带状疱疹多见于免疫力下降的群体,如肿瘤患者、伴有基础疾病的老年人、艾滋病患者、长期使用免疫抑制剂的人群，偶尔也发生在身体健康的患者中。目前双侧带状疱疹发病的具体原因并不清楚，考虑可能与体内病毒含量高、人体免疫力低有关系。大部分文献报道的双侧带状疱疹患者经过治疗后都已痊愈，也并没有因为带状疱疹长一圈就引起生命危险。

Q: 是不是只有老年人才会得带状疱疹？

带状疱疹通常发生于免疫力下降人群。随着年龄的增长，免疫力逐渐下降，再加上老年人容易合并一些基础疾病，如糖尿病、高血压等，因此老年人，特别是 50 岁以上的人群，整体的免疫状态较差，带状疱疹的发病率、住院率和死亡率都明显升高。但这并不意味着只有老年人才会得带状疱疹。相反，近年来随着年轻人工作压力增大、熬夜、疲劳、作息紊乱，带状疱疹在年轻人中的发病率也在不断增高。对于存在免疫相关疾病、艾滋病、恶性肿瘤、器官移植等免疫受损的人群，不管什么年龄段都容易得带状疱疹。

Q: 得了带状疱疹，但是不疼，正常吗？

水痘 - 带状疱疹病毒在神经细胞中不断复制，沿着神经扩散，会对神经产生破坏，引起局部神经的炎症，因此绝大多数患者都会出现疼痛。一般来说，患者年龄越大，身体免疫力越差，病毒就越"猖狂"，对神经的损伤就越大，相应地就会更加疼痛，后遗神经痛的概率也就越高。但由于每个人病情严重程度不同，患者个体之间存在差异，对疼痛的感受、耐受程度不同，带状疱疹患者不疼也是正常的。有少部分患者只觉得局部轻微瘙痒刺痛，甚至没有任何感觉，仅仅是皮肤上起了些疹子、小水疱。这种带状疱疹一般病情轻，病毒复制数量低，炎症反应轻，恢复快，预后好，多见于年轻、免疫力强的患者。

Q: 为什么会突然得带状疱疹？

许多带状疱疹患者都有这样的疑惑：我是不是被谁传染了，是不是接触了什么脏的东西？其实都不是。

人体在第一次感染水痘 – 带状疱疹病毒时，并不会直接出现带状疱疹，而是大部分人表现为水痘，另一部分表现为隐匿性感染，什么症状都没有。但在此之后，这种病毒就会潜伏到神经细胞中。在正常情况下，水痘 – 带状疱疹病毒受到免疫系统的"监管"，不会引发带状疱疹。但当机体由于劳累、熬夜、感冒、年龄增大、合并其他免疫疾病等因素导致免疫功能下降时，潜伏在体内的水痘 – 带状疱疹病毒就会摆脱免疫系统的"控制"，被激活并且大量复制，通过神经细胞转移到皮肤中，最后形成带状疱疹。

所以带状疱疹并不是直接通过传染而来的，而是在感染过病毒的基础上，免疫力降低，病毒"爆发"的表现。

第二节

诊断与治疗

Q: **只是腰疼，并没有起水疱，会是带状疱疹吗?**

带状疱疹的典型症状是带状分布的一片一片的水疱，伴有明显的神经痛。值得注意的是，很多带状疱疹患者会先出现疼痛，过了两三天后，才慢慢起水疱。所以只是腰疼，没有起水疱可能还处于带状疱疹的早期阶段，应当密切观察，并排除其他可能疾病。

除此之外，临床上也有少数患者表现为顿挫型带状疱疹或无疹型带状疱疹。前者是患者在整个疾病过程中只出现疼痛，而在皮肤上只有一些小红疹子，不出现水疱；后者则是患者不出现任何皮疹。这种情况下，医生多会根据疼痛的特点来诊断带状疱疹。带状疱疹的疼痛位于身体一侧呈带状分布，为电击样、针刺样、刀割样，常伴有烧灼感，另外患者的疼痛部位可能比较表浅，往往触摸或接触衣服就会诱发疼痛。

综合上面的情况，如果只是腰疼，没有水疱，也有可能是得了带状疱疹，应该及时到医院就诊明确诊断。

Q: **局部起了水疱，就是带状疱疹吗?**

水疱发生的原因有很多，如烫伤、过敏、病毒感染、自身免疫异常等。除带状疱疹外，单纯疱疹、水疱性病毒疹、丘疹性荨麻疹、接触性皮炎、脓疱疮、疥疮等疾病都可出现水疱或类似皮疹，需要与带状疱疹鉴别。这些疾病都有各自的临床特点，医生会根据这些特点将带状疱疹与这些疾病进行区分。

以最容易和带状疱疹混淆的单纯疱疹为例，单纯疱疹的水疱也是红斑基础上的一堆小水疱，既可单侧也可双侧发生。皮疹常局限在一处，好发于皮肤黏膜交界处，如口周、鼻周、外阴、肛门周围。与带状疱疹相比，单纯疱疹的症状轻，多为瘙痒、灼热或刺痛，甚至没有感觉，一周左右皮疹则可自愈。在复发率方面，单纯疱疹远高于带状疱疹，许多患者一年发作好几次。总之，局部起了水疱并不能妄下定论得了什么疾病，还需要结合水疱的形态、分布、位置以及伴随症状等进行综合判断。

Q: 带状疱疹需要做什么化验检查吗?

典型的带状疱疹表现为红斑基础上的成簇水疱，沿单侧神经带状分布，伴有神经痛，通常根据典型的病史、皮疹、症状等即可诊断，无须特殊检查。

对于症状、皮疹不典型者，可以从水疱底部刮取组织，在显微镜下寻找水痘－带状疱疹病毒感染的证据；也可以收集水疱疱液，用"测基因"的方法检测病毒 DNA 或进行病毒培养来确诊带状疱疹。

不起水疱的带状疱疹诊断较困难，可以通过腹部 B 超、心电图等检查排除胆结石、冠心病等与带状疱疹容易混淆的疾病后进行诊断。

对于发生在眼睛、耳朵、头颈部等部位的带状疱疹，可进行眼科检查、耳道检查、听力检查和脑脊液化验等，排除其他疾病。

对于皮疹严重、范围广等病情严重的患者，需要检查身体情况及免疫功能，排除合并的影响免疫的其他疾病，如艾滋病、风湿免疫科疾病或肿瘤等。

Q: 得了带状疱疹一定要吃药才能好吗?

带状疱疹属于自限性疾病，意思是这个疾病发展到一定程度，自身的免疫功能被病毒唤醒，皮疹及其他症状就可以痊愈。一般来说，年轻人病程在 2 ~ 3 周，老年人需要 3 ~ 4 周。自限性疾病并不等于不需要治疗，早期、合理的治疗能明显缓解患者的疼痛，减小皮疹面积，加速皮疹愈合，降低严重后遗症的发生率。

目前的带状疱疹诊疗指南指出：患者有必要尽早口服抗病毒药物及对症治疗药物，最好在出疹的 72 小时内使用抗病毒药物，如阿昔洛韦、泛昔洛韦、伐昔洛韦等。研究发现，接受抗病毒药物治疗大致能提前 12 小时停止新水疱的出现，让水疱提前 2 天结痂，明显降低疼痛程度，并减少后遗神经痛的严重程度和持续时间。根据患者的病情，还可以在抗病毒药物的基础上加用止疼药、激素、营养神经药物等，最终达到尽早缓解症状、减少并发症的治疗目的。

Q: 都说吃止疼药不好，那对于带状疱疹引起的神经痛可以不吃止疼药吗?

带状疱疹的主要症状即神经痛，在疾病的前驱期、发作期、皮疹愈合后都会存在不同程度的疼痛，严重影响生活质量。根据带状疱疹患者疼痛严重程度的不同，医生往往会开具不同的止疼药物。对于轻中度疼痛，可以考虑选择对乙酰氨基酚、布洛芬等相对弱效的止疼药；若止疼效果不佳，还可加用弱效的阿片类药物，如曲马多；对于中重度疼痛，可以考虑选择专门治疗神经痛的药物，如加巴喷丁、普瑞巴林等；也可以合用强效阿片类药物，如吗啡或羟考酮。

很多患者看医生开了止疼药后，担心有副作用，只在难以忍受的时候才吃一片，甚至有些患者选择直接硬扛。在带状疱疹的治疗中止疼药除了可以缓解神经痛，避免因剧烈疼痛引起的焦虑、失眠、无法正常生活与工作之外，还能显著降低后遗神经痛的发生率，改善患者日后的生活质量。相对于可能产生的副作用来说，使用止疼药利大于弊，大家可以放心使用。

Q: 中医可以治疗带状疱疹吗？

毫无疑问，中医肯定可以治疗带状疱疹，在许多医学古籍上也有相应的记载。从中医的角度来说，带状疱疹急性期多表现为水疱、疼痛，是由于肝胆湿热引起的，因此多采用清利湿热、清热凉血的方法来治疗；当带状疱疹的皮疹逐渐消退时，很多患者还会有神经痛的存在，多由气滞血瘀引起，因此治疗主要以活血化瘀、益气止疼为主。在服用中药的基础上，带状疱疹还可以配合针灸、火针、刺络放血、艾灸等进行治疗。无论是在早期皮疹的消退，还是在后期神经痛的缓解方面，中医治疗都能取得不错的效果。

Q: 带状疱疹的水疱可以挑破吗?

随着疾病的进展,加上规范的治疗,带状疱疹水疱里的液体会被逐渐吸收,水疱会慢慢变小变干,最终结痂。因此不建议将水疱挑破。挑破水疱会使皮肤屏障受损,容易继发细菌感染,加重带状疱疹症状。水疱的疱液中富含病毒,自行挑破还会增加传染给家人的风险。

但对于水疱融合、体积较大、疱液较多的患者,水疱自行吸收慢,在日常生活中容易蹭破,可以在医院正规消毒的前提下,挑破水疱抽取疱液,这样有助于加速水疱愈合。如果在日常生活中不小心弄破了水疱,应当及时涂抹一些抗感染药物,如夫西地酸乳膏、莫匹罗星软膏等,预防细菌感染的发生。同时也要尽量避免与儿童、老人亲密接触,降低传染的可能性。

Q: 孕妇得了带状疱疹怎么办?

孕妇得了带状疱疹通常比较焦虑,一是担心带状疱疹会传染给胎儿,导致胎儿畸形;二是不知道自己能不能吃药,担心药物对胎儿有影响。首先,需要明确的是,带状疱疹是潜伏在背根神经节中的水痘-带状疱疹病毒再激活引起的,这个病毒一般局限在受累及的神经节段中。其次,激活的水痘-带状疱疹病毒也会激活母亲的免疫系统,产生对于该病毒的特异性免疫,从而保护胎儿免受病毒的感染。研究表明,怀孕期间得带状疱疹对胎儿发育和新生儿基本没有危害性,怀孕也不会使带状疱疹的病情变得更加严重。

在治疗方面，由于大多数抗病毒药物在怀孕期间的安全性尚不明确，需慎重使用，再加上带状疱疹是自限性疾病，所以对于病情不重的孕妇，可以选择不系统用药或仅采用局部治疗，如用抗病毒软膏、营养神经类药物、理疗等方式进行治疗。但如果症状比较严重，出现耳带状疱疹、眼带状疱疹等情况，则需要在医生的指导下口服或静脉注射抗病毒药物进行治疗。

Q: 得了带状疱疹一定会有后遗神经痛吗？

在国内，带状疱疹后遗神经痛是指带状疱疹皮疹愈合后持续1个月及以上的疼痛，是带状疱疹最常见、最痛苦的并发症。有些患者的后遗神经痛可持续10年以上甚至终身，严重扰乱患者的工作与生活，甚至导致抑郁和精神障碍。后遗神经痛并不会出现在每个患者身上，目前报道的发生比例为 5% ~ 30%。

不同人群得后遗神经痛的概率也不同，年龄是后遗神经痛主要的危险因素，大约 80% 的后遗神经痛发生在 50 岁以上的中老年人。其他因素如疼痛先于皮疹出现、起水疱时疼痛的程度剧烈、水疱范围大、眼带状疱疹、免疫功能低下等，都会增加后遗神经痛的风险。

一旦出现后遗神经痛，就需要马上进行止痛治疗，可选择的药物包括加巴喷丁、普瑞巴林、阿米替林、5% 利多卡因贴剂等。后遗神经痛治疗相对困难，部分患者可能需要终身服药，早期抗病毒治疗及镇痛治疗可缩短疼痛时间，降低治疗难度，是后遗神经痛的治疗关键。

Q: 得了面部带状疱疹之后为什么会嘴歪?

得了面部带状疱疹后嘴歪了，其实是出现了面瘫的并发症。面瘫时，脸部两边的肌肉收缩力不同，会出现嘴歪眼斜、一侧闭眼困难、不能鼓腮等症状。这种带状疱疹，临床上叫 Ramsey Hunt 综合征，即亨特综合征。

亨特综合征其实是在免疫力低下的基础上，潜伏在面神经中的水痘 – 带状疱疹病毒被激活，引起耳朵里长水疱、耳痛等症状。除此之外，大量复制的病毒还会引起面神经炎，面神经功能受损，影响到对面部肌肉的支配，患者就会出现面瘫。除上述症状之外，亨特综合征还可能伴随听力改变、眩晕、味觉丧失等临床症状。

亨特综合征治疗的主要目的为控制病毒感染、促进面神经功能恢复，通常使用抗病毒药物、糖皮质激素、神经营养药物、理疗等治疗，效果不佳时也可考虑进行手术治疗。

第三节

疾病预后与生活指导

Q: 带状疱疹治好后会复发吗?

人体的免疫系统在第一次接触到"水痘－带状疱疹病毒"时，会产生相应的抗体清除病毒，并且会被体内具有"记忆功能"的免疫细胞"记住"，当下次再遇上这种病毒时，就能很快将其消灭，从而预防疾病的发生。因此，对于大多数人来说，带状疱疹一生只会得一次，并不会复发。

但是，带状疱疹痊愈后体内的病毒其实并没有被消除，只是被"打回"了神经细胞中重新潜伏起来了，当机体的免疫功能处于"不正常"状态时，仍然存在复发的可能性。带状疱疹的复发率为 1% ～ 6%。随着年龄的增长，机体的 T 细胞免疫功能会逐渐下降，复发的可能性也就越来越高。此外，当患有恶性肿瘤、严重营养不良、艾滋病或长期服用影响机体免疫功能的药物时，会让机体的免疫力走向"不正常"，潜伏在神经中的水痘－带状疱疹病毒就会再次激活、增殖，引起带状疱疹的复发。

Q: 带状疱疹不是得一次就会终身免疫的吗?

带状疱疹痊愈后身体对于水痘 – 带状疱疹病毒的特异性免疫可增强，可获得较持久的免疫力，一般不会再发，因此过去常认为带状疱疹得一次后就会终身免疫。但临床上也观察到有些老年人并没有合并免疫功能缺陷，却出现了带状疱疹的复发，考虑与年龄的增长、免疫力下降、对抗带状疱疹病毒的 T 细胞免疫水平下降有关。这也反映出机体对带状疱疹的免疫功能会随时间逐渐下降，并不是终身免疫。此外在免疫功能受损人群中，如合并慢性疾病者，服用激素、免疫抑制剂、化疗药物者等，也常常观察到带状疱疹的复发。

虽然带状疱疹不是终身免疫，但由于获得的免疫力比较持久，大多数带状疱疹的复发距离第一次发作时间较长，很多人在 10 年以上，再加上机体还存在一定的免疫功能，复发的症状通常会较轻，疼痛没有那么剧烈，水疱也没有那么广泛。

Q: 患带状疱疹可以洗澡吗?

一般情况下，患带状疱疹的患者是可以洗澡的，洗澡可以帮助皮肤保持清洁。但要注意，洗澡时应避免水温过高，减少使用肥皂、沐浴露等刺激性清洁用品，避免揉搓水疱，尽量保持水疱的完整性，推荐大家简单用清水冲洗身体，再用毛巾轻轻地蘸干即可。

如果身上起的水疱很大、很多，洗澡时容易冲破，或者是水疱已经破裂，则不建议洗澡。由于洗澡水未严格消毒，里面含有细菌等微生物，在这种情况下洗澡很容易引起继发细菌感染，甚至化脓，加重带状疱疹的病情。

Q: 带状疱疹患者需要忌口吗?

关于带状疱疹患者是否需要忌口，中西医观点各异。带状疱疹属于感染性疾病，西医认为无须忌口。中医认为"药食同源"，带状疱疹是需要忌口的。

在中医里认为带状疱疹是温热火毒侵及皮肤引起的，因此在带状疱疹出疹的时候，不能吃辣椒、羊肉、牛肉、煎炸食品、烟、酒等辛辣温热的食品。同时，还要慎用肥肉等油腻食品。患者的饮食应清淡、易消化，多吃富含维生素的新鲜蔬菜和水果。在患带状疱疹 2 ~ 3 周后，疱疹开始消退时，饮食可以逐渐放开，并应多吃一些瘦肉、鸡蛋等富含蛋白质的食物，以提高免疫力，促进带状疱疹的恢复。

Q: 现在有带状疱疹疫苗了，可以打吗?

目前世界范围内带状疱疹疫苗有两种：一种叫 Zostavax，属于减毒活疫苗；另一种叫 Shingrix，属于重组疫苗。我国在 2019 年 5 月正式批准了 Shingrix 疫苗，这是我国首个且唯一获批的带状疱疹疫苗。带状疱疹好发于 50 岁以上的中老年人，且在这类人群中症状严重，出现后遗症的风险高，因此疫苗目前在 50 岁及以上的人群中进行接种。带状疱疹有一定的复发率，就算之前得过带状疱疹，仍可以接种疫苗。研究发现，接种带状疱疹疫苗对 50 岁及以上中老年人预防带状疱疹和带状疱疹后遗神经痛的效力能达到 90% 以上，并且在接种疫苗后至少 4 年内，保护水平始终能保持在 85% 以上，是目前最有效的预防手段。

对于 50 岁以下的人群，由于患带状疱疹的风险相对较低，暂时不推荐接种带状疱疹疫苗。此外，对疫苗成分过敏、正在得带状疱疹、正患严重发热性疾病的人群也不适合接种疫苗。

Q: 有自身免疫病，可以打带状疱疹疫苗吗?

自身免疫病患者本身存在免疫功能紊乱，治疗时往往需要使用免疫抑制剂、糖皮质激素、生物制剂等药物，是带状疱疹的高发人群，且这类人群发生带状疱疹时，常病情严重，恢复慢，发生后遗神经痛的概率更高，因此自身免疫病患者有打带状疱疹疫苗的需求。

带状疱疹疫苗中，Zostavax 疫苗是一种减毒活疫苗，是将活力低的水痘 – 带状疱疹病毒注射进体内，刺激特异性免疫力的增强，对于自身免疫病患者来说，存在接种后造成带状疱疹病毒感染的风险，因此通常不建议使用，或者至少是要在使用免疫抑制剂的间隔期进行注射。

我国上市的 Shingrix 疫苗是一种重组疫苗，主要由两部分组成：一部分是诱发人体免疫的病毒蛋白；另一部分是帮助提高人体对病毒蛋白免疫反应的佐剂。对于自身免疫病患者来说，这两种成分不存在引起带状疱疹病毒感染的风险，是安全的。因此，自身免疫病患者是可以打带状疱疹疫苗的，建议在病情相对平稳的时候进行接种。

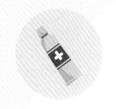

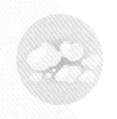

▶▶▶ 第七章

痤疮

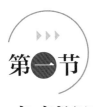

第一节
疾病概况

Q: **是不是只有青春期才会长痤疮?**

　　痤疮主要好发于青春期,俗称"青春痘"。这与青春期皮脂分泌旺盛有关。但是任何年龄都可以长痤疮,出生后4周内长痤疮称为"新生儿痤疮",出生后3~6个月长痤疮称为"婴儿痤疮",1~7岁长痤疮称为"儿童痤疮",超过25岁长痤疮称为"成人痤疮"。

Q: **前胸后背都有痘痘,正常吗?**

　　痘痘主要长在皮脂分泌旺盛的地方,前胸后背是除面部外皮脂分泌较旺盛的部位,因此长痘痘是正常的。此外,前胸后背的痘痘也可以由真菌,即马拉色菌引起,需要真菌镜检来确定,治疗需要使用抗真菌药物。

Q: **脸上长痤疮,是不是就是有螨虫?**

　　常见的螨虫主要有两种,即尘螨和蠕形螨。尘螨分布范围广,可见于灰尘、被子、空气中,是一种常见的过敏原,可以导致皮肤过敏。蠕形螨则主要寄生于人的皮肤，靠毛囊里的营养物质及皮脂腺分泌的皮脂生存。正常人脸上的皮肤中都会有蠕形螨，只是长痤疮的人脸上的蠕形螨往往会更多一些，这是因为痤疮患者面部皮脂分泌旺盛，从而会导致蠕形螨大量繁殖。

Q: 青春期的时候没长痘，怎么一把年纪反而长痘了？

成人痤疮主要有两种类型：一种是青春期长痘后持续发展到成人阶段，称为"持续性痤疮"；另一种是青春期没长痘，成年后才第一次长痘，称为"晚发性痤疮"。后者可能与遗传、内分泌紊乱、护肤品使用不当及不良的生活习惯等因素有关。

第二节

诊断与治疗

Q: 得了痤疮是不是内分泌有问题，需要化验激素吗?

痤疮是一种毛囊皮脂腺的慢性炎症性疾病，虽然雄激素在痤疮的发病中起了重要作用，但是多数痤疮患者并没有明显的内分泌异常，因此并不是得了痤疮就一定要化验激素水平。但是对于那些经久不愈、严重的痤疮患者，以及伴有多毛或月经不规律的女性痤疮患者，医生会酌情考虑对其进行性激素的检测。

Q: 脸上的痘痘是不是都是螨虫，可以化验检查吗?

微生物是导致脸上的痘痘（即痤疮）发生的多种原因之一，目前公认的与痤疮发生有关的微生物主要是痤疮丙酸杆菌，而不是螨虫。正常人的皮肤中都有螨虫寄居，只不过患有痤疮的人面部螨虫的数量可能会更多。一般情况下痤疮患者没必要进行螨虫的检测。但如果患者坚持要做相关的检查，可以刮取鼻唇沟及面部的皮屑，放在显微镜下观察，以检测螨虫的数量。

Q: 为什么同一个部位会反复长痘呢?

同一个部位反复长痘主要有两个原因:第一是之前长的痘痘表面看上去已经好了,但深部皮肤仍然有炎症存在,尤其是一些比较严重的、大而深的痘痘,其炎症很难完全消退,当受到内在和外在因素影响时就会卷土重来,导致相同部位再次出现痘痘;第二是之前长痘痘的部位往往屏障功能受损,变得比正常皮肤脆弱,因此更容易受到外界刺激,所以在同一个地方反复长痘。

Q: 涂了维 A 酸乳膏之后脸上红痒就是过敏了吗?

涂了维 A 酸乳膏之后脸上红痒不一定是过敏。维 A 酸乳膏有抗炎、溶解粉刺的作用,常被用于痤疮的外用治疗。它最常见的不良反应就是局部刺激,很多人在第一次用药后会出现红斑、干燥、脱皮等,此时暂停用药并加强皮肤保湿,这些症状多能缓解。症状缓解后再继续用药可逐渐建立耐受,脸上便不会再出现红痒。

但是当皮肤红痒持续不退时,最好找医生复诊,由医生判断是红痒是局部刺激反应还是药物过敏。

Q: 米诺环素是抗生素,能连续吃吗?

米诺环素是抗生素。有较多红肿且按着比较疼的痘痘,通常意味着炎症较重,这与痤疮丙酸杆菌密切相关。在这种情况下,医生会推荐连续口服抗生素至少 6 周。米诺环素口服后,在皮肤中尤其是皮脂腺中的浓度最高,它除了能抑制痤疮丙酸杆菌的生长，本身还有抗炎的作用，因此是治疗痤疮最常用也是最有效的一种抗生素。

Q: 听说果酸焕肤可以治痤疮，会不会让角质层变薄?

果酸焕肤可以去除老化角质，促进角质细胞新陈代谢，是治疗痤疮的一种有效方法。在合适的果酸浓度及频率下，长期刷酸不仅不会让角质层变薄，还能有效刺激皮肤合成更多的透明质酸，刺激弹力纤维和胶原纤维再生，使得皮肤的整体厚度增加，皮肤更加饱满、光滑、有弹性。但频繁使用果酸或者果酸浓度过高时，有可能会破坏皮肤屏障，因此一定要遵医嘱使用果酸焕肤。

Q: 刷果酸会爆痘是真的吗?

刷果酸确实有可能出现爆痘的情况。这是一种正常现象，果酸等酸类产品本身不会致痘，但是刷酸后皮肤废旧角质剥脱、新陈代谢加速，会让那些已经潜在的、正蓄势待发的痘痘提前"爆"出来。即使不刷酸，它们总有一天也会冒出来的，刷酸只是加速了这个过程而已。在这种情况下，只要按照医生的要求进行合适的处理，一段时间后就会恢复。

Q: 可以自己在家用水杨酸棉片吗?

刷酸，尤其是高浓度的酸，存在一定的刺激性，操作不当的话会引起皮肤红肿不适，严重时甚至可以导致皮肤破损，遗留色素沉着和瘢痕。因此对于效果更好的高浓度（20% ~ 50%）酸，推荐到正规医院由专业医生进行操作。而目前市面上在售的水杨酸棉片浓度通常较低（3% 以内），其刺激性也相对较低，因此可以居家使用。但是要循序渐进，从最低浓度开始使用，耐受后逐渐增加浓度，刷酸后注意保湿、防晒，若皮肤出现持续红肿不适要及时去医院就诊。

Q: 脸上留了痘坑还能治吗?

痘坑存在的主要原因是之前长痘痘时强烈的炎症导致真皮层受损，依靠护肤品或单纯抹药是很难有改善的，常见的痘坑治疗方法包括果酸、激光或磨削治疗。因此脸上留了痘坑是能治的，但是建议找专业的医生面诊，由医生判断痘坑的类型、制定合适的治疗方案。

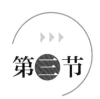

第三节

疾病预后与生活指导

Q: 痤疮可以根治吗?

痤疮是一种慢性炎症性皮肤病,有多种原因可造成痤疮的发病,包括遗传、饮食、情绪、睡眠、内分泌等。因为没办法控制所有的病因,因此痤疮是不能根治的,不能保证这次治好了就再也不起了。但是只要积极配合医生治疗,注意避免上述诱发痤疮的因素,通常能很好地控制痤疮的发生,减少痤疮导致的痘印、痘坑等问题,将皮肤长期维持在稳定、美观的状态。

Q: 青春痘可以挤吗?

多数情况下不建议挤青春痘,尤其是那些又红又痛还没有脓头冒出来的"不成熟"的痘痘,挤压会导致炎症扩散,使痘痘变得更严重,愈合后留痘印和痘疤的概率也会更大。此外"危险三角区"(鼻根部与两口角的连线构成的三角形区域)的痘痘是绝对不能挤的,因为这块区域有密集的血管,挤痘后可能会导致细菌通过血管进入颅内,造成颅内感染,后果非常严重。唯一能挤的是那些呼之欲出的有黄白色脓头的"成熟的"痘痘,挤掉的主要是脓头中的脓液，这反而有助于痘痘好转，但切忌用手直接挤，最好使用干净的棉签或者消毒后的粉刺针，挤后涂抹抗生素软膏预防二次感染。

Q: 吃辣会长痘吗?

很多人表示在食用辣椒后会长痘，但是普遍喜欢吃辣椒的西南地区人群的痤疮发病率却并不高，甚至低于非华东、华北地区。而辛辣食物通常较为油腻，油腻饮食是引起长痘的明确原因。因此相比辛辣饮食，更应该少食用油腻的食物来避免长痘。

Q: 痤疮患者可以晒太阳吗?

痤疮患者可以外出晒太阳，但是要做好防晒工作，可以选择物理防晒或高 SPF 及 PA 的防晒霜。因为痤疮患者的皮肤屏障本身是受损的，如果受阳光暴晒，很容易导致痤疮的加重。此外不注重防晒会增加色素沉着，也就是增加留下痘印的风险。

Q: 痤疮患者需要忌口吗?

需要。饮食与痤疮的发生有着密切的关系，多项研究表明甜食、牛奶和油腻的食物会导致痤疮的发生及加重。而清淡的饮食方式有利于痤疮的恢复。但是也不存在绝对的"忌口"，每个人的情况不同，最重要的是要自己观察自己在吃了哪些食物后容易长痘痘，今后注意即可。

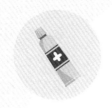

▶▶▶ 第八章

特应性皮炎

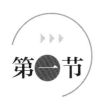

第一节

疾病概况

Q: 特应性皮炎就是湿疹吗?

特应性皮炎以前也叫作特应性湿疹、遗传过敏性湿疹和异位性皮炎等。它和湿疹在皮疹的表现上是非常相似的,甚至一些已经被诊断为湿疹的人,其实是特应性皮炎。可以说特应性皮炎是一种特殊类型的湿疹,其特殊性体现在具有遗传倾向,临床表现除了明显瘙痒和湿疹样皮疹外,患者通常皮肤干燥,有过敏性鼻炎、过敏性结膜炎或哮喘的个人史或家族史,并且初次发病多在婴幼儿时期,皮疹反复发作,部分患者的病程可能长达数十年,治疗难度更大。

Q: 特应性皮炎会遗传吗?

特应性皮炎的发病原因非常复杂,目前还不完全清楚,但是遗传和环境等因素与特应性皮炎的关系非常密切。不少患者有过敏性疾病的家族史,父母或祖辈可能有湿疹、过敏性鼻炎、过敏性结膜炎或哮喘等疾病。一旦遗传了相关的致病基因,就可能在一些环境因素(如过敏原、刺激物)的作用下诱发疾病。父母一方有过敏性疾病的，子女患特应性皮炎的概率是 25% ~ 50%，父母双方都有过敏性疾病的，子女患特应性皮炎的概率高达79%。因此，特应性皮炎是可能会遗传给下一代的。

Q: 家里没人得过这类病，为什么会得特应性皮炎？

特应性皮炎的发病与遗传和环境等因素关系密切，前面提到父母等家族成员有过敏性疾病可能和患者的特应性皮炎有很强的相关性。那"为何家里就我得了这个病呢？"有些患者的家人中可能有相应的症状，但因为症状比较轻，从来没去就诊过而忽视了。

另外特应性皮炎发病的环境因素也很重要，包括气候变化、生活方式改变、不正确的洗浴、感染原和变应原刺激等。现代生活方式（过于卫生、西式饮食等）、环境暴露（环境污染、被动吸烟等）和心理因素（精神紧张、焦虑、抑郁等）也参与特应性皮炎的发病。所以即使家族成员没有过敏性疾病史，也可能在环境和心理因素的影响下患特应性皮炎。

Q: 特应性皮炎会传染吗？

前面提到，特应性皮炎的发生与遗传和环境等因素关系密切，因此会看到很多家庭里几个人都有特应性皮炎的情况，但它跟一些传染性疾病，如足癣，是有本质区别的。之所以家里几个人都发病主要是因为遗传因素在起作用，是患者的特殊体质原因，叠加外界环境等因素引起的。患者往往会伴随皮肤菌群紊乱，但这主要是皮肤表面的正常细菌组成发生了变化，而不具备传染给他人的能力。此外，特应性皮炎的患病率是比较高的，尤其是儿童中，有时一个班里就会发现几个患有特应性皮炎的孩子，但这并不是传染导致的。

Q: 特应性皮炎是不是只有小朋友才容易得?

从全世界多个国家的调查看，特应性皮炎在儿童中的患病率为 10%~30%，而在成人中的患病率为 10% 以下，所以特应性皮炎的确在儿童中更常见。这可能主要跟孩子更容易出现对食物和空气过敏原过敏（像牛奶、鱼、虾、蟹、尘螨、花粉等），以及他们的皮肤没有发育完全、对外界环境因素的耐受力更低等原因相关。但是仍然有部分患者在 18 岁以后发病，甚至在 60 岁以后发病的患者也不少见。而且有些成人的疾病表现不太典型，可能很多被诊断为湿疹的，其实也是特应性皮炎。

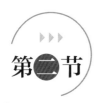

第二节

诊断与治疗

Q: 我之前化验过过敏原，需要定期复查吗?

过敏原有很多种，检测内容在不同医院、不同地区会有差异。过敏原的检测方法有抽血、点刺等方法，不同检测方法各有其优点及局限性，比如，抽血检查特异性 IgE 抗体，如果很久没有接触过过敏原，特异性 IgE 抗体浓度很低时，有可能检测不到实际的过敏原；又比如，服用过抗过敏药物后，点刺试验有可能出现假阴性情况。所以在怀疑原有化验未包含可疑过敏原，或怀疑种种原因导致原有化验结果不准确，或高度怀疑原有检测结果有变化时，可有针对性地进行再次化验，一般没有必要进行定期复查。

Q: 抽血化验发现免疫球蛋白 E 水平升高，需要吃药降低吗?

免疫球蛋白 E 即 IgE，其水平的高低确实可以反映某些疾病的严重程度。对某些与 IgE 直接相关的疾病如哮喘，可以针对性地进行抗 IgE 治疗。而特应性皮炎的发病与遗传、免疫、皮肤屏障功能及环境等多种病因有关，虽然很多特应性皮炎患者可能出现 IgE 阳性的情况，但是也仅提示对某些物质可能过敏。一般不需要专门针对 IgE 进行治疗，而且临床试验也证实，单纯的抗 IgE 治疗并不能改善特应性皮炎的症状；不过，针对特应性皮炎进行治疗好转后，IgE 可能会随之降低。

Q: 化验单里免疫球蛋白 E 水平升高，需要定期复查吗？

特应性皮炎发病机制非常复杂，可能跟过敏有关系，尤其是一些伴有过敏性鼻炎和哮喘等过敏性疾病的患者，因此在他们进行化验检查时会发现血清总 IgE 水平升高，也同时有一些过敏原检查阳性，但是血 IgE 水平高低与疾病严重程度的相关性尚不完全明确。特应性皮炎治疗的好转与否主要是通过观察皮疹及瘙痒的改善情况来确定，从而调整治疗方案。IgE 并不作为监测治疗效果的指标，因此目前并不建议定期复查，但可根据患者个人情况，由主治大夫决定进行必要的复查。

Q: 怎么初步诊断特应性皮炎？

对于青少年和成人，可以根据张建中教授等提出的中国特应性皮炎诊断标准进行初步判断：①病程超过 6 个月的对称性湿疹；②特应性个人史和 / 或家族史（包括湿疹、过敏性鼻炎、哮喘和过敏性结膜炎）；③血清总 IgE 升高和 / 或外周血嗜酸性粒细胞升高和 / 或过敏原特异性 IgE 阳性（过敏原检测 2 级或以上）。符合第 1 条，加第 2、第 3 条中任意一条即可诊断。

对于儿童，可以根据姚志荣教授提出的标准进行初步诊断：

①瘙痒；②典型的形态和部位或不典型形态和部位伴发干皮症；③慢性或慢性复发性病程。同时具备 3 条就可以考虑患特应性皮炎。

Q: 患者涂两天激素不痒了，是不是就可以停药了？

外用糖皮质激素是特应性皮炎的一线治疗方法，通常起效较快，1 ~ 2 天即可缓解瘙痒。但对于特应性皮炎患者来说，皮肤的炎症是很难在两三天的时间内就完全消退的，瘙痒缓解并不代表炎症得到控制。因此当瘙痒缓解后还需要继续用药（激素或非激素类外用药）至皮损完全缓解，如果过早停药，特应性皮炎会得不到良好的控制，容易反复发作。但需要注意的是，外用糖皮质激素推荐在急性期短时间内使用，不能长期大面积使用，因此在用药期间需严格遵医嘱，控制好使用时间，并且定期复诊。

Q: 激素药膏这么好使，可以长期用吗？

首先，可以肯定的是，外用糖皮质激素不能长期使用，患者朋友们在使用糖皮质激素时，一定要避免长期使用。推荐急性期短期外用糖皮质激素，可以较快、较好地控制瘙痒和炎症，一般来讲，外用糖皮质激素连续使用不应超过 2 周，之后可逐渐过渡至其他的非激素类外用药，进一步维持治疗。

糖皮质激素长期使用可能会产生皮肤萎缩、毛细血管扩张、多毛、色素沉着或其他系统性不良反应。但遵医嘱用药一般可避免这些不良反应，因此特应性皮炎患者在用药过程中一定要遵医嘱定期复诊，及时与医生沟通病情变化和用药情况。

Q: 胳膊肘老是有块皮肤痒，涂药就好，不涂就犯，怎么办呢？

出现这种问题，可能有两种原因：第一，涂药后好转，就立马停药，可能皮肤炎症并没有得到良好控制，因此停药后很快就再次复发；第二，皮肤炎症经过规范治疗已经完全控制后，停药一段时间再次复发，这与特应性皮炎的疾病特点有关。特应性皮炎属于慢性复发性炎症性皮肤病，与遗传和皮肤免疫状态等多种因素相关，因此无法根治，复发性也是其特点之一。

对于第一种情况，建议患者规范用药，不可自行随意停药，需遵医嘱定期复诊，待皮肤炎症控制好后再逐渐停药，或转为维持治疗。对于第二种情况，可与您的主诊医生进行沟通，制订长期治疗计划，在特应性皮炎缓解期（非急性发作期）也要进行维持治疗，如外用非激素类药物（如他克莫司软膏、吡美莫司乳膏或克立硼罗软膏）及润肤剂，以延长复发间隔时间，减少复发次数。

Q: 听说现在生物制剂能治特应性皮炎，效果怎么样？

对于中重度特应性皮炎患者，有一种新的治疗方式——生物制剂，目前国内已经上市的用于特应性皮炎治疗的生物制剂叫作度普利尤单抗。度普利尤单抗是一种针对白介素-4受体的单克隆抗体，可以准确识别并且阻断白介素-4和白介素-13的炎症通路，抑制特应性皮炎的炎症反应，从而起到治疗特应性皮炎的作用。

度普利尤单抗属于生物制剂，并不是激素，也不是传统的免疫抑制剂，它具有精准靶向控制炎症的作用，根据目前的临床研究数据和临床使用情况来看，度普利尤单抗的有效性和安全性都是比较高的，可以长期使用。

Q: 生物制剂治疗特应性皮炎多久能好？

特应性皮炎是一种慢性复发性炎症性皮肤病，与遗传因素和免疫紊乱相关，目前来讲还无法根治，即使使用生物制剂，依然无法改变特应性皮炎不能根治的现状。但一般来讲，特应性皮炎的治疗方法如果得当，通常可以控制得很好，甚至可以恢复至完全无症状的状态。

目前我国已经上市的治疗特应性皮炎的生物制剂是度普利尤单抗，多项研究均表明，度普利尤单抗可以快速改善特应性皮炎患者的瘙痒和皮疹，但症状缓解的时间和具体疗效因人而异。根据目前的临床用药情况，大多数特应性皮炎患者在使用度普利尤单抗后 1 周内即出现瘙痒及皮损的改善，一般来说，瘙痒改善要比皮损改善起效更快；治疗 16 周后，超过 50% 的患者皮损可消退 75% 以上，超过 1/3 的患者皮损消退可达 90% 以上，或达到几乎没有皮损；许多患者在治疗 16 周后坚持度普利尤单抗治疗还可以进一步提高疗效。随着瘙痒及皮损的好转，特应性皮炎患者的生活质量也会明显提高。

Q: 打了几针度普利尤单抗，皮疹全消了，可以停药吗？

特应性皮炎是一种慢性复发性炎症性皮肤病，目前仍然无法根治，因此需要长期治疗与管理。度普利尤单抗起效较快，可在短时间内控制急性期的瘙痒和皮疹，但特应性皮炎的炎症是持续存在的，皮疹全消后，亚临床型炎症依然存在，因此打了几针度普利尤单抗后，即使皮疹全消了，也不能立马停药。

一般来说，建议特应性皮炎患者至少使用度普利尤单抗16周，许多患者在16周后继续坚持使用度普利尤单抗治疗，可以进一步提高疗效，减少复发，提高生活质量。特应性皮炎患者进行长期治疗，可以更好地控制炎症，防止复发。

第三节

疾病预后与生活指导

Q: 特应性皮炎能治愈吗?

特应性皮炎的病因比较复杂,目前还没有完全搞清楚,遗传、免疫功能紊乱、环境因素、精神因素等都参与其中。而任何一种因素都难以完全去除或避免,何况如此多的因素交织在一起,会引起皮疹反反复复发作,以至于目前的药物虽能控制疾病发作或加重,但很难把皮疹完全清除或治愈。部分在婴儿期或儿童早期发病的患者,可能以后多年不再发作,但也可能会患过敏性鼻炎、哮喘等过敏性疾病。在积极的药物治疗后,患者通常还需要长期维持治疗,比如间歇规律使用外用药物等。

Q: 特应性皮炎会引起其他问题吗?

特应性皮炎患者还可能会合并其他疾病,像过敏性鼻炎、哮喘、过敏性结膜炎和食物过敏等。这些过敏性疾病通常也是有家族病史的,比如父母有过敏性鼻炎或哮喘。而且从发病机制来看,它们之间也是有免疫学关联的。小部分患者可能会出现鱼鳞病,这可能跟基因方面的改变有关系。还有小部分患者也可能出现圆锥角膜、感染性角膜炎等。部分患者可因为长期患病而出现精神心理问题，比如焦虑、抑郁、自杀倾向等。此外，特应性皮炎可能跟肥胖、代谢综合征等有一定的关联。

Q: 大夫让多抹油，是越油越好吗？橄榄油可以吗？

一般大夫建议的"抹油"是指涂抹保湿润肤剂，保湿润肤是特应性皮炎最为基础的治疗，有助于改善皮肤的干燥程度，恢复皮肤屏障功能，减少外界环境中过敏原或其他不良因素的刺激，缓解瘙痒程度，减少疾病复发。一般推荐使用温和、无刺激的医学护肤品，患者可根据皮肤的不同干燥程度及不同季节选用不同质地的润肤产品，皮肤干燥程度较重或秋冬季节适宜使用润肤霜，皮肤干燥程度较轻或夏季适宜使用润肤乳，患者需根据个人的情况选择适合自己的润肤产品，并非绝对的越油越好。

并不是所有的橄榄油都可以用于护肤。食用橄榄油不建议用于皮肤，其与护肤专用的橄榄油在工艺和添加成分方面是有区别的，使用不当还有可能造成皮肤表面菌群紊乱或引起皮肤过敏。而专用的护肤橄榄油用于皮肤表面可起到保湿及预防皲裂的作用，因此一定要仔细慎重选择护肤产品。

Q: 特应性皮炎患者需要忌口吗？

对于大部分成人特应性皮炎患者来说，食物过敏的发生率很低，因此无须过度忌口，但建议急性发作期避免进食辛辣刺激性食物及鱼虾海鲜，避免饮酒。

另外，如既往出现过明确的食物过敏，则需对该致敏食物进行严格忌口。如不确定自己到底对何种食物过敏，可记"饮食日记"，即"试探性"饮食方式，从单一种类蛋白质开始测试（如一顿饭只吃牛肉，另一顿饭只吃鱼或虾，其他蔬菜类可以丰富一些），每种特定的食物观察 1 ~ 2 天，如无反应，可基本证明对这种食物不过敏，有 2 ~ 3 周就大致能了解自己对哪种食物应严格忌口了。特应性皮炎患者在营养摄入方面，均衡适度即可。

Q: 牛羊肉和海鲜是完全不能吃吗？

牛羊肉和海鲜并不是完全不能吃，需要根据具体情况具体分析。一般来说，在特应性皮炎急性发作期，建议尽量避免进食辛辣刺激性食物、海鲜及牛羊肉，避免饮酒，主要是因为这类食物在急性发作期可能会加重瘙痒或皮疹。但在特应性皮炎慢性期或缓解期，如果既往对牛羊肉和海鲜不过敏，进食牛羊肉和海鲜后并不会出现特应性皮炎症状加重。过敏原检查未提示牛羊肉和海鲜过敏，则无须过度忌口，可适当进食牛羊肉和海鲜。过度忌口可能会导致患者营养不良，反而不利于疾病控制及恢复。

Q: 洗澡的时候，水烫一下患处就不痒了，是不是可以多烫一会儿？

可以肯定的是，特应性皮炎患者在洗澡时是不可以用热水烫洗的。根据《中国特应性皮炎诊疗指南（2020 版）》，特应性皮炎患者的推荐洗澡水温为 32 ~ 37℃，过高的水温对特应性皮炎患者的皮肤是不利的，一方面可加重特应性皮炎的瘙痒和皮疹；另一方面过度烫洗会使特应性皮炎患者的皮肤屏障受损，进一步加重病情。因此虽然热水烫洗可以短暂缓解瘙痒，但我们需要明确的是，这种做法是不正确的，并且这种瘙痒的缓解是极其短暂的，在短暂的瘙痒缓解后，症状会出现进一步加重。

Q: 皮肤一抓就破了，是不是皮肤太薄了？

特应性皮炎患者在搔抓后容易出现皮肤破损，主要有以下两方面的原因：第一，特应性皮炎患者的皮肤屏障功能本身是存在缺陷的，有些患者由于长期炎症和不正确用药，可能还存在角质层变薄的情况，因此在皮肤屏障受损的基础上，搔抓后更容易出现皮肤的进一步损伤，导致肉眼可见的皮肤破损；第二，特应性皮炎患者的皮肤存在着临床或亚临床炎症，可能伴有炎症相关的毛细血管通透性增加，因此搔抓后就更容易出现皮肤破损、抓痕及结痂等皮肤表现。

Q: 洗澡的时候可以用沐浴乳和香皂吗？

特应性皮炎患者在洗澡的时候可以使用温和、低敏、无刺激的洁肤产品，如沐浴露、沐浴乳，推荐 pH 接近正常表皮 pH（约为 6）的洁肤产品，使用频率不宜过高。但不可以使用香皂、肥皂这一类碱性较强的洁肤产品，较高的 pH 会导致皮肤表面油脂被过度清洁，导致皮肤屏障功能进一步受损，并且加重皮肤干燥，进而加重特应性皮炎的皮损和瘙痒。另外，还需要注意的是，特应性皮炎患者的洗浴频率以每日 1 次或隔日 1 次为宜，洗浴频率不宜过高，但炎热的夏季也要注意出汗后及时清洗，以免汗液对皮肤造成进一步刺激或致敏。

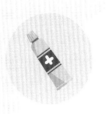

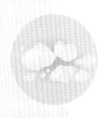

▶▶▶ 第九章

银屑病

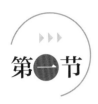

第一节

疾病概况

Q: 银屑病会传染吗?

银屑病的病因非常复杂，遗传、环境因素、免疫异常等都牵涉其中，但是跟传染没有关系。有人可能发现一些家庭里好几个人都有银屑病，因此就以为银屑病是会传染的，进而出现不敢跟银屑病患者交往，不敢触碰银屑病患者的东西，甚至歧视银屑病患者的情况。这些看法都是错误的，银屑病并不属于传染病。之所以一家里出现几个人患银屑病的情况，这与遗传有关。此外，虽然部分患者发病可能跟链球菌感染有关，而链球菌感染在日常生活中很常见，有时扁桃体发炎就是链球菌引起的。

Q: 银屑病会遗传吗?

银屑病的具体发病原因还不清楚，但是遗传是一个重要的因素。因此，在不少患者家族里面能找到其他银屑病患者，这个概率大约是1/3。不一定是患者父母，可能是爷爷奶奶辈，也可能是爸爸妈妈的兄弟姐妹。父母一方患有银屑病，子女的患病率大约是20%；父母双方都有银屑病的话，子女患病率可升高到

60%。在研究中也发现了一些与银屑病发病相关的基因，通过遗传携带这些基因的人，在一些外界因素影响下就很可能发病。因此，如果家族里面有血缘相近的银屑病患者，身上一旦出现红斑、脱皮的症状，要及时就医。

Q: 家里没有人得银屑病，为什么我会得银屑病?

前面提到了，银屑病的病因非常复杂，目前也没有完全搞清楚。虽说遗传是银屑病的一个重要的发病因素，但它的遗传概率也不是100%，因此它不算是一个完完全全的遗传病，只是说有家族史的人群，可能出现银屑病的概率更高而已。其实，有很多银屑病患者发病跟遗传没有关系，而仅仅可能是扁桃体发炎诱发的，也可能是精神紧张、精神应激、抽烟、喝酒，甚至使用一些药物（如阿莫西林、羟氯喹、特比萘芬等）而诱发的。此外，还有一些患者病因不明。

Q: 被刀划了个口子，怎么好了之后就开始脱皮了呢?

银屑病的病因复杂，外伤也是银屑病的诱发或加重因素，也就是所谓的同形反应或 Koebner 现象，指的就是在银屑病进展期，原先的皮疹没有好转，但是新的银屑病皮疹不断出现。此时，患者的皮肤比较敏感，像针扎、外伤或者抓破皮肤时，即便在看起来正常的皮肤上也可能出现银屑病的皮疹。因此对于银屑病患者来说，在疾病进展或者加重的时候，一定要注意保护皮肤，尤其是一些暴露部位的皮肤。另外，也不要听信偏方，采取所谓的放血、扎针等方法，以免适得其反。

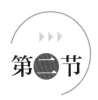

第二节

诊断与治疗

Q: 患银屑病多年后突然出现的关节肿痛就是银屑病关节炎吗?

目前认为银屑病不单单是一种皮肤病,它的基因和免疫改变还会引起其他一些问题,比如银屑病关节炎。它可能发生在银屑病后或者与银屑病同时发生,甚至先于银屑病的皮疹出现,任何关节都可能会发病,比如手肘和膝关节、脊柱关节、手和脚的关节等,患者会出现关节肿胀、疼痛,活动受影响,甚至最终出现关节变形,严重影响工作和生活。如果银屑病比较严重,指甲或趾甲有明显的改变等,出现银屑病关节炎的风险就会增加。建议尽早到风湿免疫科或骨科就诊。

Q: 头皮屑很多,会是银屑病吗?

头皮屑增多最常见的两个疾病就是脂溢性皮炎和银屑病,都可以出现头皮发红和头皮屑。其中脂溢性皮炎一般跟头皮马拉色菌增多、炎症反应等有关,往往出现皮脂增多,其红斑的边界不太清楚,头皮屑往往是黄色油腻的,严重时面部、前胸、后背也可能出现类似症状。而银屑病的红斑边界清楚，头皮屑往往就是白色的干燥皮屑，可能超过发际线的范围，而且患者身上其他部位也可能有银屑病。然而有时候光凭肉眼看是难以区分这两种皮肤病的，尤其对于普通人而言，建议及时到医院就诊以明确诊断。

Q: 身上掉皮就是银屑病吗？

虽然银屑病的显著特点就是身上掉皮，但引起掉皮的可不都是银屑病。玫瑰糠疹、体癣和股癣、脂溢性皮炎、神经性皮炎等，也会出现皮肤发红、掉皮，看起来和银屑病非常相似。玫瑰糠疹的红斑都比较小，呈圆形或椭圆形，掉皮没有银屑病那么多，一般能自行好转或消退。体癣和股癣是真菌感染引起的，一般呈圈状，会逐渐扩大，有传染性，做个真菌检查就可以确诊。脂溢性皮炎常出现在头皮、面部、前胸和后背，红斑边界不太清楚，可能出现油腻的脱皮。神经性皮炎容易出现在颈部、背部、肘、腰等部位，瘙痒比较厉害，有时不容易跟银屑病区别，要及时就诊。

Q: 准备进行生物制剂治疗了，需要做什么化验检查吗？

虽然生物制剂相对比较安全，但在应用生物制剂治疗前和治疗中要常规做一些化验检查，尤其是平时不体检的患者，进行某些化验检查是必要的，如血常规、肝肾功能、乙肝、丙肝、艾滋病、结核、胸片或胸部 CT 等检查，怀疑红斑狼疮的还要查自身抗体 ANA、dsDNA 等，女性患者要注意避孕的问题。对于肝炎患者建议待病毒控制后再考虑用药。

我们国家的结核病患者数量不少，如果是活动性结核病患者是不能注射生物制剂的，如果是潜伏性结核病患者，可以在预防性应用抗结核药物的情况下使用生物制剂，但不能用 TNF-α 抑制剂类（如依那西普、阿达木单抗、英夫利西单抗等），治疗过程中应定期复查。

Q: 听说现在打针就能治银屑病，那么有效是不是有激素啊？

目前说的"打针治疗银屑病"是指注射生物制剂治疗。生物制剂并不是激素，而是针对银屑病某个致病因子的单克隆抗体，是一类免疫球蛋白，需要皮下注射给药。银屑病的发生是由皮肤中白介素 -17（IL-17）、白介素 -23（IL-23）及肿瘤坏死因子 -α（TNF-α）等细胞因子增多导致。生物制剂可以精准地靶向作用于上述某细胞因子，从而更快更有效地缓解银屑病，达到满意的治疗效果。我国目前上市的治疗银屑病的生物制剂有针对 IL-17、IL-12/23、IL-23 及 TNF-α 的靶向生物制剂。

Q: 都说激素药膏不好，能不能不用激素啊？

长期不恰当地使用激素药膏确实会出现对皮肤局部甚至人体系统的不良反应，如用药局部皮肤萎缩变薄、血管扩张、毛囊炎等，但在医生指导下正确外用激素药膏并没有那么可怕。激素药膏是治疗银屑病、湿疹、过敏性皮炎等皮肤病最常用的药物，通常能快速作用于皮损部位，抑制炎症，缓解病情，达到治疗的目的，而待病情缓解后可以减少使用频率或使用次数，或者替换为非激素的外用药来维持疗效，从而减少长期使用激素带来的不良反应。如果不适合外用激素，皮损又处于稳定期，也可以直接选择非激素类药膏治疗。

Q: 听说生物制剂效果好，所有患者都能用吗?

是否可以使用生物制剂治疗银屑病需要就医后才能确定。首先，医生要评估病情，原则上生物制剂的适应证是中重度斑块状银屑病，但对于一些特殊类型银屑病，或常规治疗效果不好，或病情严重影响生活质量的患者也可以选择生物制剂治疗。其次，患者还需进行一系列相关检查，排除使用生物制剂的禁忌证。但需要指明的是，即使使用生物制剂治疗，疗效也不是一蹴而就的，待病情缓解后还要进行维持治疗，之后根据病情逐渐减停药物。

Q: 打针之后皮疹都消了，停药还会复发吗?

银屑病是一种慢性、复发性、炎症性皮肤病。目前的治疗手段，包括生物制剂，即使疗效和起效速度较以往大大提高，但是仍然无法做到根治银屑病。因此，停药后仍然存在复发的风险。这就像我们治疗高血压，虽然降压药效果很好，但是停药后血压可能还会升高。想要维持较长时间不复发，首先，需要遵循医生建议，待皮疹消退后进行维持治疗，并逐渐减停药物；其次，日常生活中应当尽量避免诱发和加重银屑病的因素，如感冒、饮酒、吸烟，要保持心情舒畅、控制体重及适量运动等。

Q: 为什么有的人打针就全好了，有的人效果差?

银屑病的发病机制非常复杂，多种细胞因子参与其中，在疾病不同阶段致病因子也会存在一定差异。具体到每一个患者，参与发病的炎症因子也不同。而生物制剂只针对一个或两个炎症因子起作用，所以就可能会出现不同患者对药物的反应不同。此外，每个人对生物制剂的敏感性也存在差异。并且还有其他因素也会影响药物疗效，比如肥胖的患者对于生物制剂的疗效相对较差；合并有其他疾病，或者用药不规范，或者产生抗药性等因素也会影响治疗效果。

Q: 长期光疗会得皮肤癌吗?

目前银屑病光疗主要是利用长波紫外线（UVA）和中波紫外线（UVB）。光疗可以抑制皮肤中 T 细胞、抑制表皮增生变厚、减轻炎症，从而起到治疗效果。UVA 通常与光敏剂（补骨脂素）联合使用，又称 PUVA 疗法。PUVA 疗法可能会引起恶心、呕吐或皮肤瘙痒等不良反应，且照射时间较长，目前很少应用。因此，临床首选窄谱 UVB 治疗，窄谱 UVB 的不良反应通常类似晒伤反应，患者可感到局部灼痛，出现红斑；可能引起皮肤干燥、色素增加及光老化。

目前尚无足够证据表明 UVB 治疗会导致皮肤肿瘤。但有研究认为长期大剂量使用 PUVA 治疗可能会增加皮肤肿瘤的风险，不过发生率很低。在肿瘤出现早期及时进行手术切除，预后通常良好。

疾病预后与生活指导

Q: 银屑病能去根吗？

就目前而言，银屑病的病因还不完全清楚，也就是说真正的病根还没有被完全找到，因此还谈不上怎么去根。虽然很多患者使用生物制剂注射治疗后银屑病的皮疹完全消失，一点儿都看不出来了，但是并不意味着银屑病已经彻底好了，还需要定期用药来控制。就像糖尿病患者打胰岛素，虽然看起来血糖正常了，但是糖尿病就好了吗？没有。即使一些患者可能停用生物制剂半年都还没有复发，但从疾病的发病机制方面看，未来的复发几乎是不可避免的，可能只是时间早晚而已。

Q: 轻度银屑病，很多年没有复发了，还会复发吗？

银屑病是一种慢性疾病，每个人的严重程度不同。有些患者可能只有一两处皮疹，在治疗后就消退了，还有少数患者不治疗皮疹也可能消失，而且很多年不复发。但毕竟有银屑病的病史，未来在某些因素刺激下可能会再次发作。就像一颗地雷，有可能随时爆炸。而且不少患者的皮疹即便经过治疗也不能完全消失，只不过可能有季节变化，比如，多数人在夏季皮疹减轻或消失，但秋冬季加重或复发。因此，银屑病患者们要摒弃侥幸心理，积极配合治疗，减少银屑病的并发症，提高生活质量。

Q: 得了银屑病是不是一定会患关节炎呢？

银屑病关节炎可以说是银屑病一个非常重要的并发症，实际生活中因为比较隐匿，所以很少引起人们注意。因为关节肿痛是常见问题，多数时候不会把它跟银屑病联系起来。但是银屑病关节炎的发生率还是比较高的，国外银屑病患者中大概有 20% 可能出现关节炎。我们国家的数据比较低，或许与人种不同相关，但也可能跟不少患者没有诊断有关系。根据调查，从诊断银屑病到出现关节炎的时间可能要 10 ~ 15 年。因此银屑病患者们不可掉以轻心，一旦怀疑便要及时就诊，早期用药以减轻关节损害，提高未来的生活质量。

Q: 银屑病患者要忌口吗？

银屑病的病因是遗传和环境因素等造成的免疫异常，目前没有证据证明食物对银屑病有诱发或加重的作用。所以不建议银屑病患者盲目忌口。当然，每个人的体质不一样，确实有些患者在食用某种食物（如牛羊肉、海鲜等）后病情有加重的现象。如果这种现象多次出现，并且没有其他原因可以解释，还是建议避免或减少食用，并告知医生。很多银屑病患者伴有肥胖、高尿酸、高血压、高血脂等，而肥胖、吸烟、饮酒已被证实是银屑病危险因素。因此，银屑病患者的饮食应当适量、均衡，避免高脂、高热量食物，戒烟限酒。

Q: 银屑病患者可以喝酒吗？

不建议银屑病患者喝酒。饮酒也是银屑病发病的诱因之一。已经有研究发现，酒精可以使血管扩张、血管通透性增加，加重皮损；酒精也能增加花生四烯酸的含量，花生四烯酸是前列腺素等炎症介质的前体，可促进炎症因子的合成和释放，从而加重银屑病。同时银屑病患者通常需要长期用药治疗，大部分口服药物需要经过肝脏代谢，喝酒不仅会影响药物吸收还会加重肝脏的负担，引起肝损伤。所以不建议银屑病患者饮酒，应尽量少喝，尤其是要尽量避免大量饮酒和饮烈性酒。

Q: 感冒以后身上怎么长了这么多疹子？

感染是银屑病最常见的诱发或加重因素，尤其是急性点滴型银屑病通常与感染相关。其中最多见的是上呼吸道感染，俗称感冒。感冒后，随着细菌、病毒等的入侵会刺激淋巴细胞活化，诱发新的炎症，从而引发或加重银屑病。此外，一些感冒的患者由于抵抗力下降，容易合并化脓性扁桃体炎，这与 β-溶血性链球菌感染相关，β-溶血性链球菌可以诱发银屑病相关的免疫反应，从而引发或加重银屑病。生活中应该避免劳累，均衡饮食，增强免疫力，避免感染。

Q: 银屑病患者可以药浴吗？

药浴是中医治疗银屑病的常用方法。银屑病患者可以药浴，尤其对于一些重度银屑病患者，药浴是一种很好的辅助治疗方式。通过药浴，可以促进血液循环，还能增加角质层水含量，软化角质，去除银屑病鳞屑，有益于外用药的吸收。但药浴选择也需要谨慎，应该到正规医院就诊，在有经验的大夫的指导下使用，不能随意相信偏方，不适当的药浴不仅不会起到治疗作用，反而会刺激皮肤，加重银屑病。药浴的温度不宜过高，洗浴时间不可太长。中度以上高血压、低血压病史者及心脏功能不良者应该慎用药浴。

Q: 银屑病患者可以晒太阳吗?

早在 100 多年以前，人们就发现日光照射能改善银屑病皮损。之后的研究发现太阳光中包含的长波紫外线（UVA）和中波紫外线（UVB）对银屑病有治疗作用。治疗银屑病的光疗也是通过人造的 UVA 或 UVB 发挥作用，所以银屑病患者可以晒太阳。但是太阳光中的光波长范围太宽，存在一些不仅对疾病无治疗效果，反而会引起皮肤损伤的光线，因此，晒太阳不等于光疗。建议银屑病患者可以适当晒太阳，但不能暴晒，尽量避开日光最强的午间时刻，否则容易引起皮肤晒伤或光毒性反应，导致皮肤损伤而诱发新的皮疹。

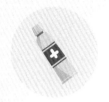

▶▶▶ 第十章

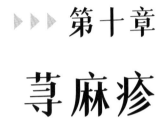

荨麻疹

第一节

疾病概况

Q: 荨麻疹的病因有哪些?

荨麻疹的病因较为复杂,有些是外部原因,有些是自身原因。外界原因包括物理因素(摩擦、压力、冷、热等)、食物(鱼虾、鸡蛋、牛奶、柠檬、杧果、西红柿等)和食品添加剂、吸入物(尘螨、花粉、猫和狗皮屑等)、药物(青霉素、磺胺类、疫苗、阿司匹林等)、医疗植入物(人工关节、吻合器、心脏瓣膜、骨科用钢板或钢钉及节育器等)等。内在原因包括慢性感染(细菌、真菌、病毒、寄生虫等感染,如慢性胃炎相关的幽门螺杆菌感染)、劳累或精神紧张、某些自身免疫性疾病及慢性疾病(风湿热、系统性红斑狼疮、甲状腺疾病、淋巴瘤、白血病等)等。

Q: 急性荨麻疹有哪些危害?

荨麻疹临床表现为风团和/或血管性水肿,发作形式多样,风团的大小和形态不一,多数人感觉明显瘙痒。急性荨麻疹更为常见,通常起病急。除了皮肤上的症状以外,一些患者可能会出现恶心、呕吐、腹痛、腹泻等消化道症状,严重的会影响呼吸系统，造成呼吸困难，甚至窒息，需要急救。此外部分患者可能出现心慌、胸闷甚至血压下降等，类似于过敏性休克，这可能会造成严重后果，需要急诊抢救。因此，一旦出现荨麻疹应该及时就医。

Q: 急性荨麻疹与慢性荨麻疹有什么不同？

目前主要根据患病时长来划分急性荨麻疹和慢性荨麻疹。发病时间在6周以内的是急性荨麻疹，而超过6周则是慢性荨麻疹。其实急性荨麻疹和慢性荨麻疹的具体病因是不同的，急性荨麻疹往往可以找到原因，像前文提到的那些过敏原、药物等，甚至很多人自己就会想到这个可能而避免接触过敏原，从而很快好转；有时发作比较严重，甚至引起过敏性休克。而慢性荨麻疹的病因较为复杂，很多难以明确，而且跟这些过敏原的关系通常不大，可能是一些慢性疾病或自身免疫功能失衡等导致的。

Q: 慢性荨麻疹有哪些类型？

根据是否存在明确诱因，慢性荨麻疹被分为慢性自发性荨麻疹和慢性诱导性荨麻疹两大类。顾名思义，慢性自发性荨麻疹指的是在没有明显诱因情况下出现的荨麻疹。而慢性诱导性荨麻疹很多是有明确诱发因素的，比如冷、热、搔抓等，主要类型包括人工荨麻疹（即皮肤划痕症，搔抓皮肤诱发的）、冷接触性荨麻疹（如风、液体、冷空气等接触形成的）、延迟压力性荨麻疹（皮肤垂直受压后30分钟至24小时出现）、热接触性荨麻疹（皮肤局部受热后形成的）、日光性荨麻疹（暴露于日光后形成的）、振动性血管性水肿（皮肤被振动刺激后数分钟出现）、胆碱能性荨麻疹（运动、吃辛辣食物、情绪激动时出现）、水源性荨麻疹（接触水后发生）、接触性荨麻疹（皮肤接触一定物质后出现）等。

Q: 患荨麻疹就是过敏吗？

荨麻疹的病因非常复杂，过敏是其中非常重要的一种因素。食物（像鱼、虾、蟹、牛奶、鸡蛋、花生等）过敏是急性荨麻疹的常见病因，但过敏与慢性荨麻疹的关系不大。吸入物像花粉、尘螨、猫狗皮屑等，药物如青霉素、磺胺类、疫苗等，病原体像链球菌、寄生虫等，这些也都可以通过过敏反应诱发荨麻疹。然而，精神紧张、其他疾病（幽门螺杆菌感染、甲亢、慢性胆囊炎、骨髓瘤等），以及食品添加剂（如亚硫酸盐等）也可以通过非过敏途径引起荨麻疹。此外，还有一些荨麻疹的病因很难明确。

Q: 荨麻疹会遗传吗？

荨麻疹的病因是很复杂的，但主要还是跟食物、吸入物、药物、感染、精神因素及某些疾病等有关系，其中过敏是非常常见的诱发因素，一部分患者可能跟遗传有关系，但荨麻疹本身不属于遗传性疾病。据报道，像振动性血管性水肿就有家族遗传的特点，部分患者的过敏性体质可能是跟遗传相关，因此可能出现父母和子女均患有荨麻疹的可能。当然，大家不必过于担心，这种情况还是比较少见的，而且荨麻疹往往不会对身体造成太大影响，所以不要因为荨麻疹而徒增心理负担。

Q: 荨麻疹是免疫力下降引起的吗？

有些患者以为荨麻疹是身体免疫力下降引起的，所以就想着能不能通过加强锻炼、吃点能够提高免疫的食物或药物来治疗或预防。其实，从荨麻疹的发病机制上来看，它本质上是免疫系统改变引起的，但这个改变是外界环境因素（如过敏原）或患者自身原因（如某些疾病）等引起了某些方面免疫反应的过度，属于免疫失调，而不是免疫力下降。当然，有时劳累或精神紧张等可能引起免疫力下降的因素也会诱发或加重荨麻疹，但这主要是因为它们加重了免疫功能失衡。

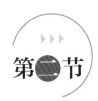

第二节

诊断与治疗

Q: 得了荨麻疹要去哪些科室就诊？

得了荨麻疹主要在皮肤科就诊，需要注意的是，如果急性荨麻疹伴有明显全身症状时，如憋气、胸闷、呼吸困难、晕厥、严重腹痛等，应该赶快去急诊（急诊内科或急诊皮肤科）就诊，以免发生严重后果。一些患者的荨麻疹病因可能比较复杂，尤其是一些慢性荨麻疹，需要明确相关的病因，医生会开一些化验检查，或者建议去相应科室进一步检查，比如，去消化科检查幽门螺杆菌、肝胆疾病等，去内分泌科检查内分泌紊乱，去传染科或感染科等检查寄生虫等传染病，去血液科检查血液系统疾病，去风湿免疫科检查结缔组织病等。

Q: 怎么判断自己是否是荨麻疹？

荨麻疹最大的特点是风团，表现为一过性的瘙痒性水肿性皮疹，可以是苍白的、粉红色的或鲜红色的，小的可能类似蚊子咬的包，大的可能连成一大片，可能会发生在从头到脚的任何部位。有些患者会出现眼和嘴唇的肿胀，甚至呼吸不畅。荨麻疹发作时间不确定，上午、下午或晚上都可能出现。即便不服药，一般在 24 小时内皮疹就可以自行消退，甚至几分钟内就消失了，不留痕迹。但是它可能反复发作，比如昨天完全好了，但是今天又出现了。如果是这样的话，那很可能是得了荨麻疹，建议到皮肤科由医生确诊。

Q: 荨麻疹要做哪些检查？

急性荨麻疹往往容易明确病因，可以进行血常规、过敏原等检查。而慢性荨麻疹的病因通常比较复杂，在病情严重、病程较长或对常规治疗反应差时，可考虑进行血常规、粪虫卵、肝肾功能、免疫球蛋白、红细胞沉降率、C- 反应蛋白、补体、自身抗体等检查。必要的时候还可以考虑过敏原筛查、自体血清皮肤试验，以及幽门螺杆菌、甲状腺功能、维生素 D 等检查，以尽可能找出可能的发病因素。对于一些物理性荨麻疹的患者，还可以进行皮肤划痕试验、光敏试验、冷热激发试验等。

Q: 荨麻疹要查过敏原吗？

前面已经提到，过敏原是荨麻疹发病非常重要的一个因素，当怀疑荨麻疹是由过敏原导致的，或者为了排除某些过敏原导致的荨麻疹时，可以进行相应过敏原的检查。尤其是急性荨麻疹患者，很大部分原因就是过敏原导致的。而慢性荨麻疹通常跟过敏原的相关性不大。在荨麻疹患者同时合并其他过敏性疾病（如特应性皮炎、过敏性鼻炎、过敏性结膜炎、哮喘等）的时候，还是建议去做过敏原检查的。当然，也有一些过敏原目前还不能进行检测，比如部分食物和食品添加剂、一些药物等。

Q: 急性荨麻疹怎么治?

急性荨麻疹很多与过敏因素有关系，因此要尽量寻找可能的致病因素并避开，以减少荨麻疹的发作和降低严重程度，建议到医院明确诊断并治疗。多数荨麻疹患者的症状比较轻，首选口服抗组胺药物治疗，如氯雷他定、西替利嗪、依巴斯汀、咪唑斯汀等，一般需要 1 ~ 2 周或更久时间，但通常不超过 6 周。服药后可能有嗜睡、头晕、精神不集中等不良反应。有时一种药物效果不佳，可以考虑两种药物联合治疗。如果合并感染，可以考虑抗感染治疗。如果出现腹痛、腹泻等可能需要激素治疗，而一旦出现胸闷、呼吸不畅等情况，应尽快到急诊治疗。

Q: 慢性荨麻疹怎么治?

慢性荨麻疹的病因复杂，应尽可能寻找可能的病因，如果合并较严重的其他疾病应该及时到相应科室进行治疗。如果症状类似急性荨麻疹，首选口服抗组胺药治疗，待疾病控制后逐渐减少剂量，拉长用药间隔，以最小剂量维持治疗以减少发作。至少服药 1 个月以上，必要时可以延长 3 ~ 6 个月或更久。如果控制不佳，可以考虑更换或者联合其他抗组胺药进行治疗。仍然控制不佳的，可以考虑用环孢素、雷公藤、光疗、生物制剂甚至糖皮质激素进行治疗。此外，中医中药可以辨证论治，对慢性荨麻疹也有一定的效果。

Q: 突然起了荨麻疹，还有胸闷、呼吸不畅怎么办？

部分急性荨麻疹患者的症状比较严重，除了皮肤上出现皮疹以外，还会出现胸闷、呼吸不畅等症状，这时候很可能是喉头和支气管也受到了波及，严重的话会出现呼吸困难甚至窒息，如果在医院外发生很可能来不及抢救而发生意外！因此出现这种情况一定要重视，要尽快到医院就诊，最好有家人、朋友、同事或同学一起陪诊。症状较轻者可以到皮肤科就诊，症状严重者要赶快去急诊科。除了抗过敏治疗，医生可能会采用肾上腺素和激素进行注射或口服等治疗。

Q: 一停抗组胺药慢性荨麻疹就复发怎么办？

患者们要认识到慢性荨麻疹是皮肤科的一种慢性疾病，就像很多内科病——高血压、糖尿病等慢性疾病一样，需要在医生指导下进行长期维持治疗。通常会采用口服抗组胺药来治疗，几天内皮疹可能就会完全消失而不再发作，但是不建议起效后自行停药。患者自然病程长短不一，病程短的 3 ~ 6 个月可以缓解，病程长的可能超过 5 年甚至 10 年。抗组胺药的应用目的是控制症状，并不能干预病程，通常在治疗有效后逐渐减少剂量（拉长用药间隔），以最小的剂量维持治疗、控制发作。

Q: 荨麻疹可以用生物制剂治疗吗？

可以的。2022 年 4 月 13 日经国家药品监督管理局批准，注射用奥马珠单抗可用于 12 岁及以上的青少年和成人，治疗抗组胺药难治性慢性自发性荨麻疹。国外的研究显示，奥马珠单抗对多数难治性慢性自发性荨麻疹有较好疗效，因此已经在世界多个国家被批准使用。当采用抗组胺药治疗无效时，可考虑选择使用奥马珠单抗。它是采用生物技术生产的针对 IgE 的单克隆抗体，治疗采用皮下注射的方法，一般每 4 周注射一次。常见的不良反应有头痛、发热、上腹疼痛等，相较于激素、环孢素、雷公藤等具有良好的安全性。

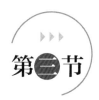

疾病预后与生活指导

Q: 急性荨麻疹能治愈吗?

前面已经提到,急性荨麻疹大多数能够找到发病原因,尤其是像常见的过敏性因素,包括食物(鱼、虾、蟹、牛奶、鸡蛋、花生等)、药物(青霉素、磺胺类)、吸入过敏原(花粉、尘螨、猫狗皮屑)等。通过分析判断急性荨麻疹发作前的可疑诱发因素、伴随症状有助于查找发病原因,很多患者自己就能回忆起可能的过敏原。针对病因进行治疗或者避开可疑的过敏原,绝大部分急性荨麻疹都能治愈,而且急性荨麻疹患者的患病时间通常不超过 6 周。

Q: 慢性荨麻疹能根治吗?

慢性荨麻疹较难根除,这主要是因为其发病原因多样,个体化差异较大,有时较难寻找到病因。一些慢性荨麻疹是跟其他疾病相关的,如幽门螺杆菌感染、甲状腺疾病、慢性胆囊炎、系统性红斑狼疮、白血病、骨髓瘤等,在这些疾病控制后,这类慢性荨麻疹通常会得到改善或消失。然而,还有很多不为人知的发病原因，目前还不完全清楚，也就是所谓的病根还未找到，所以不可能去根。虽然不能根除，但慢性荨麻疹属于良性疾病，可通过正规治疗控制症状，提高生活质量。

Q: 荨麻疹会引起身体其他问题吗？

大部分荨麻疹只是影响皮肤或黏膜，表现为皮肤出现风团，通常瘙痒明显；但也有一小部分荨麻疹可影响呼吸道、消化道黏膜，表现为喘憋、胸闷、腹痛、腹泻等症状，极个别严重者可能出现喉头水肿、过敏性休克等危重症状，较为凶险，因此当出现了上述皮肤以外的表现时，需要患者及时就医诊治，对于喉头水肿、过敏性休克者应立即急诊处置。当然，还有部分慢性荨麻疹患者可能同时伴随有其他疾病，或者是因为其他疾病诱发了慢性荨麻疹，此时，可以做相应的化验检查来明确。

Q: 荨麻疹患者要忌口吗？

荨麻疹患者不需要盲目忌口，保证营养充足对荨麻疹患者是十分重要的，同时过度忌口带来的精神负担和生活不便也不利于荨麻疹的康复。忌口，即食物规避。对于急性荨麻疹患者，如明确是由食物过敏引起的，即每次进食某种食物后即出现荨麻疹发作，有重复性，则需要忌口，避免进食该致敏食物以免再次发病。但急性荨麻疹也有其他病因，以及大部分慢性荨麻疹患者并非由食物过敏所导致，因此这种情况下，并不建议荨麻疹患者盲目忌口。对致敏食物的判断，可通过记录食物日记的方式实现，或于正规医院进行食入性过敏原检测和临床表现的综合评估帮助判断、筛查。

Q: 荨麻疹患者可以食补吗？

中国人讲究食补，但遗憾的是，目前尚无证据支持某些食物能够改善荨麻疹。荨麻疹可通过中医中药治疗，但需要正规地进行辨证施治。需要注意的是，食物也是引起荨麻疹的一种非常常见的因素，因此不可盲目食补，以避免因为不恰当的食补导致荨麻疹加重。荨麻疹患者的日常饮食以保证均衡营养为主，一些以往未曾吃过的食物，尽量不要吃，或者在首次食用时先少量尝试，以降低潜在的食物过敏导致荨麻疹加重的风险。当然，也不排除个别患者在食补后确实能够减少荨麻疹发作，但总体上还是缺乏科学依据。

Q: 加强锻炼能治愈荨麻疹吗？

体育锻炼对不同类型的荨麻疹有不同的影响。荨麻疹患者中有一类会在运动、出汗或热水浴后出现荨麻疹发作或症状加重的表现，这一类荨麻疹叫作胆碱能性荨麻疹，对这类荨麻疹患者而言，加强锻炼并不能治愈荨麻疹，反而会带来不利影响。而对于没有运动后荨麻疹发作或加重表现的患者来说，适当运动有助于稳定情绪，改善紧张、焦虑的精神心理状态，这对于荨麻疹的改善是有一定积极作用的。毕竟荨麻疹并非免疫力低下所引起的，因此，荨麻疹患者要根据自己的病情类型调整生活方式。

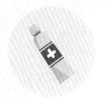

▶▶▶ 第十一章

黑色素瘤

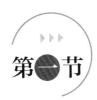

第一节

疾病概况

Q: 黑色素瘤一定是黑色的吗?

黑色素瘤不一定是黑色的,颜色不均一是黑色素瘤的特点之一。普通痣一般为黑色、灰色,颜色是均一的。而黑色素瘤往往掺杂多种颜色,而且深浅不一,比如黑色、灰色、蓝色、白色、红色等,可以在皮损内不规则地分布。

Q: 黑痣都会变成黑色素瘤吗?

这肯定是不正确的。大部分黑痣都很安全,但位于掌跖、腰周、腋窝、腹股沟等易摩擦部位的色素痣及先天性巨痣,有恶变的风险,需要密切观察,必要时应手术切除。色素痣出现以下恶变体征也应该手术切除:①体积突然增大;②颜色变黑;③表面出现糜烂、溃疡、出血或肿胀;④自觉疼痛或瘙痒;⑤周围出现卫星病灶等。

Q: 长期摩擦会引起黑色素瘤恶变吗?

长期摩擦是对痣细胞的一种刺激,有可能会引起色素痣的恶变，因此对位于掌跖、腰周、腋窝、腹股沟等易摩擦部位的色素痣，要特别小心。亚洲人群黑色素瘤最常发生在肢端易摩擦部位，如掌跖、甲及甲周区，大约占全部黑素瘤的50%。皮损表现为色素不均匀、边界不规则的斑片；若位于甲母质，甲板及甲床可呈纵行带状色素条纹。

Q: 黑色素瘤和地域有关系吗?

黑色素瘤的发病率和地域是有一定关系的，和人种关系也很密切。黑色素瘤好发于浅肤色人群，白种人发病率较高，亚洲人发病率最低。像美国白种人的发病率可以达到十万分之四十以上，而美国黑种人的发病率就不到十万分之一，这说明不同的种族的发病率是不一样的。

据2018年的数据，我国每年新发黑色素瘤的患者人数将近两万，比欧美国家要明显低很多，但近年来发病率有增长趋势。

Q: 黑色素瘤会传染吗?

黑色素瘤不会传染。黑色素瘤的发生和多因素相关。好发于浅肤色人种，亚洲人发病率最低。8% ~ 14%的恶性黑色素瘤患者有家族发病史。创伤和刺激也可使良性的色素性皮肤病恶变，据统计，10% ~ 60%的恶性黑色素瘤患者发病前有创伤史。过度紫外线照射、机体的免疫状态也与黑色素瘤相关。因此，黑色素瘤的发病原因较多，但与传染无关。

Q: 黑色素瘤会遗传吗?

黑色素瘤的发病与遗传有关。家人当中如果有得黑色素瘤的，那么患有黑色素瘤的概率就会大一些。医学上有黑色素瘤相关"家族基因易感性"的说法。基因的遗传，加之共同的相关生活习惯，都会使得黑色素瘤在一个家系当中多发。

虽然黑色素瘤的发病与遗传相关，但是不必过于恐慌，必要时需要及时就医。

8% ~ 14% 的黑色素瘤患者有家族遗传史，易感基因为 *CDKN2A*。如果同时患有 ≥ 3 个侵袭性黑色素瘤，或者同时患有侵袭性黑色素瘤、胰腺癌和 / 或星形细胞瘤，建议患者本人及亲属检测 *CDKN2A*，同时也可考虑检测其他易诱发黑色素瘤的基因，如 *CDK4TERT*、*MITF*、*BAP1*、*MC1R*、*BRCA1* 和 *PTEN* 等。此外，*BRAF* 基因突变与黑色素瘤患者年龄、发病部位相关；*NRAS*、*c-KIT*、*hTERT* 突变与黑色素瘤是否发生淋巴结转移相关。在制订治疗方案时也需考虑这些基因的突变情况。

Q: 外伤后的瘢痕可能发展成黑色素瘤吗?

创伤与刺激可能使良性的色素痣恶变，10% ~ 60% 的恶性黑色素瘤患者发病前有创伤史。色素性皮肤病皮肤外伤后形成的瘢痕有可能发展为黑色素瘤，但正常皮肤外伤后的瘢痕与黑色素瘤无关。

Q: 鼻孔里也会有黑色素瘤吗?

鼻孔里也有可能会出现黑色素瘤。黑色素瘤中有一种类型叫作黏膜黑色素瘤,是我国黑色素瘤的第二常见亚型,仅次于肢端黑色素瘤。除了鼻黏膜、口腔黏膜、胃肠道黏膜、泌尿生殖道等黏膜部位都可能发生黑色素瘤。不同部位的黏膜黑色素瘤手术治疗总体遵循的原则是保证切缘阴性。鼻咽部的手术切缘较难保证切除干净,术后一般建议局部放疗以最大限度地杀灭残余细胞。

Q: 儿童会得黑色素瘤吗?

儿童黑色素瘤非常少见,概率极低。有一种疾病叫作良性幼年黑素瘤,也叫 Spitz 痣,它与黑色素瘤在组织学上很相似,但却是一种良性的肿瘤。通常见于 3 ~ 13 岁的儿童及少年,多见于颊部和耳部。皮损为单个坚实丘疹、斑疹或结节,偶尔发生多个皮损;直径通常为数毫米,可发展至 1 ~ 2 厘米;有或无色素沉着,可呈橘红色、紫红色、红褐色或黑褐色,表面光滑、圆顶、无毛。

Q: 哪些部位的色素痣容易发展为黑色素瘤?

一些色素痣因为反复受到刺激可能会发展为黑色素瘤,比如掌跖、腰周、腋窝、腹股沟等易受摩擦部位的色素痣,要特别小心。如果中老年人出现甲黑线,也需要特别警惕肢端黑素瘤的发生。此外,老年人日光暴露部位容易发生恶性雀斑痣样黑色素瘤,因此面部也是需要警惕的部位。黑色素瘤还可累及鼻腔、口腔、肛管黏膜等，常导致破溃，并引起出血、疼痛、阻塞等表现，所以也要警惕黏膜黑色素瘤。

Q: 趾甲突然变黑了，是黑色素瘤吗？

趾甲突然变黑，有很多可能，如果不是纵行条带状的变黑，最大的可能是甲下出血。常常发生在新换了一双鞋子或近期走路较多或脚趾受挤压之后。趾甲的黑色素瘤往往由甲母痣发展而来，表现为纵行的黑色条带，多逐渐发展变化，很少突然出现变黑现象。

Q: 如何自我检查是否得了黑色素瘤？

很多黑色素瘤在早期恶变的过程中是有一些异常表现的，可将其归纳为 ABCD 法则，具体如下。A（asymmetry）：即不对称，如果痣的外观不是中心对称的，意味着痣细胞向外不对称生长，那么它就可能有恶性的变化了。B（border）：即边界不规则，像地图的边界一样，边缘犬牙交错，也是说明痣细胞向外不规则生长。C（color）：即颜色变化，痣的颜色加深或变浅；或者呈现深浅不一，中间深，边缘一圈浅；或者先变深后，又消退变浅。这常常见于恶变的黑素细胞快速生长和自身免疫细胞对其杀伤的过程。D（diameter）：即直径大小，直径大于 6 mm 的痣恶变可能性高。

除了 ABCD 法则外，发展变化往往也是我们要考虑的因素之一，如一些多年没有变化的色素痣几周或几个月内发生显著增大，或者本来色素痣上一直长有的毛发突然脱落了，或者痣破溃了不易愈合，也要考虑恶变的可能。一旦色素痣有上述异常表现，要记得及时去看医生。

Q: 皮肤癌和黑色素瘤有直接关系吗?

皮肤癌是一类疾病的统称，是指表皮的恶性肿瘤。根据组织病理不同可以分为不同的类型，常见的包括基底细胞癌、鳞状细胞癌和黑色素瘤。所以说黑色素瘤是皮肤癌的一种。

因黑色素瘤来源于黑素细胞，有潜在的转移特性，超过90%的皮肤肿瘤死亡都是由黑色素瘤引起，所以我们将皮肤癌分为非黑色素瘤性皮肤癌和黑色素瘤。非黑色素瘤性皮肤癌多局限于发病部位，很少发生转移，一般可以治愈。而黑色素瘤早期有治愈可能，晚期预后则较差。

Q: 脸上和身上有很多黑痣，会容易患黑色素瘤吗?

目前有多项研究结果一致表明，普通黑痣的数量越多，黑色素瘤发生的风险越大，两者几乎呈线性正相关。因为黑痣是紫外线辐射和 DNA 损伤的指标，而黑色素瘤也和紫外线辐射相关。此外，黑痣也可以转变成黑色素瘤。

根据流行病学资料，个体的黑痣恶化风险评估为数百个非典型黑痣（即不对称、边缘不规则、颜色改变的痣）中有一个黑色素瘤，数千个普通黑痣中有一个黑色素瘤。所以总体而言，虽然有风险，但风险还是相对低的。

Q: 先天的色素痣会发展为黑色素瘤吗?

先天的色素痣可能会发展为黑色素瘤。先天性色素痣是出生时或生后 2 年内（罕见）即有的痣。先天性色素痣的癌变风险和痣的大小有关，痣越大，风险越高。目前认为最大直径 < 1.5 cm 的小型先天性痣、最大直径为 1.5 ~ 20 cm 的中型先天性痣发展为黑色素瘤的风险较低，可能不高于后天的痣。而直径为 20 ~ 40 cm 的大型先天性痣和直径大于 40 cm 的巨大型先天性痣发展为黑色素瘤的风险较普通痣显著升高。

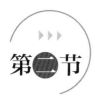

第二节

诊断与治疗

Q: 黑色素瘤和黑痣怎么能快速区分开呢?

首先,我们可以根据皮损的外观特征(主要包括对称性、边界、颜色、大小)进行初步且快速的区分。一般而言,黑色素瘤的皮损不对称、边界不规则、颜色不均匀、直径大于 6 mm。黑痣不一定完全对称,但它通常边界清楚,呈圆形或卵圆形,颜色均匀,直径为 2 ~ 6 mm。

其次,我们需要密切关注皮损的发展变化。色素沉着的皮损在数月或数年内有形状、颜色或大小的变化是黑色素瘤最敏感的特征。近期尺寸增大、颜色变化的黑痣可能就是黑色素瘤,值得警惕,需要及时到医院就诊。

Q: 普通门诊可以看黑色素瘤吗? 需要做什么检查吗?

黑色素瘤可以首先在普通门诊就诊,进行初步的临床判断和检查。一般而言,可以先做一个皮肤镜的检查,类似于拿一个不反光的放大镜放大、深入地看看。一些医院如果有反射共聚焦显微镜(即皮肤 CT)设备,也可以进行检查。

如果临床和皮肤镜等无创伤的检查提示黑色素瘤，则必须要进行病理活检，即切取皮损组织在显微镜下看细胞分布和形态有无改变。在病理活检的基础上，还可以进行免疫组织病理学和分子学分析。免疫组织病理通过进行多个分子的染色，可以协助判断细胞的来源和性质。分子学分析则可以通过基因的检测，辅助诊断黑色素瘤并指向其治疗靶点。

Q: 黑色素瘤是原位癌吗?

原位癌指的是肿瘤细胞局限于皮肤表皮或黏膜上皮层内，未突破皮肤或黏膜的基底膜，即未侵犯到周围组织，无浸润和远处转移，是一种早期癌。

最早期的黑色素瘤可能是原位癌，但随着不断地发展，肿瘤细胞可能会突破基底膜，发生浸润或远处转移，此时就不是原位癌了。根据黑素瘤的病情发展程度，黑色素瘤可以分期 0～4 期。0 期是原位癌，一般只需要手术切除皮损及其周边 0.5～1.0 cm 的区域，无须辅助治疗。而 1～4 期就不是原位癌了，需要根据具体情况决定相应的检查及治疗策略。

Q: 皮肤镜可以诊断黑色素瘤吗?

皮肤镜作为一项无创检查，可以提高黑色素瘤临床诊断的敏感性，协助诊断黑色素瘤。通过皮肤镜，黑色素瘤的正确诊断率可以提高 50%。但并非所有的黑色素瘤都能在皮肤镜下被清楚地辨认出来。此外，皮肤镜也高度依赖于医生的判断和经验。

皮肤镜下黑色素瘤的整体特征包括不对称、存在多种颜色等；模式包括多成分模式（三种或更多的皮肤镜下结构呈不对称分布）、不对称的星爆状模式等；局部特征包括不典型网状、条纹状、不典型点状或小球状、不规则血管、退行性结构、蓝白幕等。

Q: 黑色素瘤患者需要做基因检测吗?

目前建议所有黑色素瘤患者在治疗前都进行基因检测，目前一些成熟靶点（如 *BRAF*、*NRAS*、*CKIT*）的基因检测结果和疾病的预后、分子分型和晚期治疗相关。约 45% 的黑色素瘤存在 *BRAF* 激活突变，约 15% 的黑色素瘤存在 *NRAS* 激活突变，一些肢端雀斑样痣黑色素瘤或黏膜黑色素瘤患者具有 *CKIT* 基因的扩增和 / 或突变，从而导致调节细胞增殖的相关信号传导通路的激活。目前多种分子靶向治疗的药物如达拉非尼、曲美替尼、伊马替尼等已用于临床治疗。

此外，在黑色素瘤诊断困难时，基因表达谱的检测可以帮助进行鉴别诊断，并可一定程度上预测黑色素瘤转移的风险。

Q: 确诊黑色素瘤的金标准是什么?

尽管有免疫组化和分子生物学技术，目前病理学检查仍是黑色素瘤诊断的金标准。黑色素瘤组织病学诊断标准有很多，结构模式上包括不对称、表皮内黑素细胞成分边界不清、没有黑素细胞成熟现象且向下侵入真皮、表皮内黑素细胞巢之间距离不等、真皮内黑素细胞束等；细胞形态上包括不典型黑素细胞（有多形态细胞核）、核分裂象、坏死黑素细胞等；此外还有一些其他特征，如黑色素分布不是一个统一的模式、同时存在光线性角化病等。

总体而言，黑色素瘤的确诊需要有经验的病理科医生仔细判断。对于诊断困难的病例，免疫组化和分子生物学可能会帮助诊断。

Q: 黑色素瘤需要做淋巴结活检吗?

每一位黑色素瘤患者都存在区域淋巴结转移的风险。是否有区域淋巴结转移。是区分不同分期的重要依据，是影响患者预后的重要因素，也是决定患者是否需要进行术后辅助治疗的重要依据。

超声、CT、MRI 及 PET-CT 等影像学检查仅能鉴别临床淋巴结显性转移。对于临床淋巴结隐匿转移，影像学检测手段的准确度、灵敏度则远不能满足临床需求，因此淋巴结活检就非常有必要。区域淋巴结转移的风险，与黑色素瘤原发病灶的厚度密切相关。黑色素瘤浸润厚度越深，区域淋巴结的转移风险就越高。目前，我国推荐在侵袭厚度 < 0.8 mm，但合并其他危险因素（如溃疡、肿瘤细胞高有丝分裂率及脉管侵犯），或侵袭厚度 ≥ 0.8 mm 时，都应进行前哨淋巴结（即原发肿瘤通过淋巴结途径引流的第 1 站淋巴结）活检。但如果是原位黑色素瘤，或者是经临床或影像学检查证实存在临床淋巴结显性转移的 III 期肿瘤，

或者是存在远处器官转移的Ⅳ期肿瘤，这时一般就不做淋巴结活
检了。

Q: 通过手术能将黑色素瘤切除干净吗？

低危型恶性黑色素瘤Ⅰ、ⅡA期可手术切除，术后无须特殊处理；对于已经存在转移或复发的黑色素瘤，可通过对转移灶或复发灶的活检以明确病理诊断，并进行相关的分子病理检测以决定后续的内科治疗。

Q: 确诊黑色素瘤以后一定要截肢吗？

看分期，对于肢端型恶性黑色素瘤，目前切缘选择的循证医学证据不足，需参考其他部位恶性黑色素瘤的切缘标准。对于拇指末节和第1跖骨基底的原位黑色素瘤或T_1、T_2期早期黑色素瘤，由于拇指截指和半足截肢对功能影响较大，可能需要更精准的切缘，避免盲目扩大切缘或截指（趾）手术，但是目前缺乏足够的证据供参考。对于浸润较深，特别是存在溃疡的局部晚期病灶仍可考虑截指（趾）手术。

Q: 中医能治疗黑色素瘤吗？

中外专家共识指出黑色素瘤治疗首选外科手术。目前，对于中医治疗黑色素瘤，暂无循证医学证据支持。

Q: 黑色素瘤可以激光治疗吗?

不可以，激光无法到达深筋膜层，盲目进行激光治疗容易导致黑色素瘤医源性扩散。

Q: PD-1 抑制剂对黑色素瘤有效吗?

目前早期黑色素瘤的治疗原则仍是以手术切除为主，联合化疗、放疗等辅助治疗。可以做到早治疗、早痊愈。对于无法手术切除或已经转移的晚期黑色素瘤患者来说，癌症免疫疗法 PD-1 抑制剂是有效可行的新型疗法。宾夕法尼亚大学阿布拉姆森癌症中心的一项研究证实，PD-1 免疫治疗前后肿瘤细胞有着明显的变化。

Q: 原位黑色素瘤，手术后需要辅助治疗吗?

原位黑素瘤术后，根据指南推荐，定期复查即可，以观察为主，无推荐的辅助治疗方案。

Q: 黑色素瘤可以靶向治疗吗?

黑色素瘤可以采用靶向治疗，随着靶向药物和免疫治疗研究的重大突破，晚期黑色素瘤的全身治疗总体反应率，已经从原先化疗的不到 5%，上升至现在双靶治疗（BRAF 抑制剂联合 MEK 抑制剂）的近 50%，总体有效率接近 80%。因此，多项临床试验中，已将这些晚期治疗药物用于转移性黑色素瘤的围术期治疗。

Q: 怀疑自己得了黑色素瘤，应该到哪个科就诊？

皮肤科。由于皮肤科医生对于各种皮肤病的皮损更为熟悉了解，在未确诊之前，最好到皮肤科由专业的皮肤科医生对自身的皮损进行检查。除了皮损的临床特点，还可以在皮肤科进行皮肤镜、皮肤 CT 或者皮肤活检等一系列检查，有助于明确诊断。

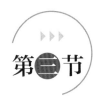

第三节

疾病预后与生活指导

Q: 黑色素瘤复发率高吗?

黑色素瘤的局部复发是指原发黑色素瘤手术瘢痕周围 2 cm 以内的复发，是由原发肿瘤扩展或通过淋巴管扩展引起的。黑色素瘤的总体复发率约为 4%。肿瘤组织较深或发生溃疡的黑色素瘤复发率较高。头颈部及下肢远端的黑色素瘤复发率较高。黏膜部位黑色素瘤复发的概率高于皮肤黑色素瘤，1 年、2 年、3 年、5 年的复发率分别为 40%、34%、33% 和 18%。此外，复发时间与分期相关：Ⅰ期和Ⅱ期患者复发的高峰期在 4.4 年以内，ⅢA 和ⅢB 期患者复发的高峰期在 3 年以内，ⅢC 期患者复发的高峰期在 2 年以内。

Q: 黑色素瘤的治愈率有多高?

低危的黑色素瘤（Breslow 深度 < 1mm）是存在治愈的可能性的。对于这一类黑色素瘤，在进行恰当的外科处理，即切除肿瘤周边组织至少 1cm 后，能够治愈至少 90% 的患者。

153

Q: 黑色素瘤哪一期会大大降低生存率?

黑色素瘤的预后依赖于分期,且预后呈现两极分化。原位黑色素瘤在经过规范治疗后多数可达到治愈程度。但Ⅲ期黑色素瘤在发生淋巴结受累后,患者生存率会极大地降低。而当Ⅳ期黑色素瘤发生远处脏器转移时,生存率会降低至生命常常以月来计算,且内脏转移比非内脏转移预后更差。

Q: 黑色素瘤患者能活多久?

根据美国癌症联合委员会(AJCC)第 8 版黑色素瘤分期指南的最新统计:

原位黑色素瘤的 10 年生存率为 100%;

Ⅰ A 期黑色素瘤的 5 年生存率为 99%,10 年生存率为 98%;

Ⅰ B 期黑色素瘤的 5 年生存率为 97%,10 年生存率为 94%;

Ⅱ A 期黑色素瘤的 5 年生存率为 94%,10 年生存率为 88%;

Ⅱ B 期黑色素瘤的 5 年生存率为 87%,10 年生存率为 82%;

Ⅱ C 期黑色素瘤的 5 年生存率为 82%,10 年生存率为 75%;

Ⅲ A 期黑色素瘤的 5 年生存率为 93%,10 年生存率为 88%;

Ⅲ B 期黑色素瘤的 5 年生存率为 83%,10 年生存率为 77%;

Ⅲ C 期黑色素瘤的 5 年生存率为 69%,10 年生存率为 60%;

Ⅳ 期 M_{1a}、M_{1b}、M_{1c} 黑色素瘤的 1 年生存率分别为 62%、53%、33%。

Q: 黑色素瘤的预后和年龄相关吗?

年龄是黑色素瘤的重要预后因素。总体来看，年龄越大黑色素瘤患者的预后越差。在Ⅰ、Ⅱ和Ⅲ期黑色素瘤患者中，随着年龄的增加，免疫系统对抗肿瘤的能力不断下降，生存率随之降低。在Ⅳ期黑色素瘤患者中，除受到免疫功能的影响，高龄患者在接受化疗及生物治疗后发生不良反应的比例更高，因此生存率更低。

Q: 黑色素瘤发生远处转移，还能治吗?

Ⅳ期黑色素瘤为发生远处转移的黑色素瘤。对于Ⅳ期黑色素瘤，建议采用联合治疗的方法，包括手术切除、放射治疗及系统治疗，即在对原发病灶和转移病灶进行手术切除后，辅助以放疗、化疗及生物化学治疗。淋巴结辅助放疗推荐用于以控制局部复发为首要目的的患者，或作为备选用于无法进行全身性辅助治疗的患者。化疗药物包括卡巴嗪、替莫唑胺、紫杉醇、顺铂/卡铂、福莫司汀等。生物治疗包括为期1年的帕博利珠单抗、特瑞普利单抗或纳武利尤单抗治疗。

Q: 切痣后，病理报告为原位黑色素瘤，应该怎么办?

原位黑色素瘤指肿瘤细胞仅局限于表皮，未浸润至真皮的黑色素瘤。如进行恰当的治疗，生存率可达到100%。

当术后病理结果报告为原位黑色素瘤时，建议对病灶进行扩大切除，切缘 0.5 ~ 1.0 cm，无须辅助治疗。此外也可进行慢莫氏显微描记手术，确保完整切除肿瘤。

Q: 长了瘊子能随便点吗?

长了瘊子是不能随便点的。在医学上，没有"瘊子"这个称呼，一般来说，"瘊子"是色素痣的俗称。大部分瘊子是良性的，但是有一些增长迅速、有破溃出血、形态不规则的瘊子是有恶性可能的，如黑色素瘤、基底细胞癌等。

点瘊子常用的是激光、具有腐蚀性的药水等，虽然有效，但常常容易复发，也存在着遗留瘢痕、感染和出血的风险。对于良性的色素痣来说，如果总是复发，点了很多次的话，其实会增加恶变的风险。对于恶性的"瘊子"，如黑色素瘤和基底细胞癌，点了可能会出现更加严重的后果。如果点瘊子的操作或场所不卫生，没有做到很好的消毒，或者点瘊子之后个人没有做好相应的护理，那么还有可能发生感染、留下瘢痕。

所以，瘊子不能随便点，一定要去正规的医疗机构诊断和操作。

Q: 阳光暴晒会影响黑色素瘤的发展吗?

阳光暴晒会影响黑色素瘤的发展。

外伤、局部刺激、遗传、过度紫外线照射都是黑色素瘤发生的相关因素。过度的阳光暴晒，就意味着我们的皮肤接触到了过量的紫外线。

我们皮肤当中的黑色素本来可以吸收部分紫外线，从而避免皮肤受到紫外线的损伤，构成屏障保护我们，也具有一定的修复能力。但长时间、多次的过度日光暴晒可能会让黑素细胞过度疲劳，受到破坏，超过黑素细胞的自我修复能力，存在恶变的风险。黑色素瘤当中的恶性雀斑样痣黑色素瘤，就主要发病在光暴露的部位。

尤其是肤色浅、身上黑痣很多、常常在室外工作或居住在紫外线强烈地区的人群，以及老人、儿童等，要特别注意防晒。国内皮肤科专家还制定了皮肤防晒专家共识，推荐了很多防晒的方法，主要包括规避暴晒、用遮阳伞或衣帽遮挡、涂抹防晒霜、口服光保护剂等。

Q: 黑色素瘤患者可以涂抹防晒霜吗？

涂抹防晒霜可以预防过度紫外线照射引起的黑色素瘤，但是如果已经确诊了黑色素瘤，则需要视情况及时用医学手段治疗，同时建议避免局部刺激摩擦，最好采用遮挡的方式防晒。避免反复涂抹、擦卸防晒霜。如果发现身上有长新的黑点儿或者黑点突然增大、破溃出血的话最好要及时到皮肤科就诊，选择物理防晒方法。

Q: 黑痣不痛不痒，需要定期去医院检查吗？

其实色素痣，甚至黑色素瘤往往都不痛不痒，最好去医院就诊，并且定期复查。在医院里，皮肤科医生会结合您的具体情况做出初步的诊断，必要的时候会配合皮肤镜、皮肤 B 超、皮肤 CT 进行辅助检查。如果存在患黑色素瘤的风险，那么就需要切一小块皮肤组织，在显微镜下面观察，进行病理学诊断。

此外，我们需要自己定期细心观察身上的黑痣，可以每两个月到三个月拍拍照片，观察黑痣的大小、形态有没有变化。同时定期去医院复查。

Q: 黑色素瘤怎么预防呢?

黑色素瘤的发展快,恶性程度高,容易转移。所以早发现、早期手术切除是最有效的治疗方法。平时也需要注意预防。

恶性黑色素瘤的发病诱因包括外伤、刺激、过度紫外线照射等。那么预防黑色素瘤就需要尽量避免这些诱因:注意避免外伤,如果外伤部位长了黑斑或黑点,一定要及时就医;避免过度刺激、抠挤或反复摩擦有色素痣的地方;还有非常重要的一点,就是注意防晒——避免暴晒、用遮阳伞或衣帽遮挡防晒、涂抹防晒霜等。同时,也要注意休息、保持乐观、补充营养,让身体的免疫能力处于良好的状态。必要时需要及时就医,早发现、早治疗。

Q: 移植患者需要长期服用免疫抑制剂,长期免疫功能低下会容易得黑色素瘤吗?

人体的免疫状态与各种肿瘤的发生和进展都有关系。黑色素瘤也不例外。血液病移植手术后的患者需要使用免疫抑制剂去控制移植物抗宿主病的发生。有些移植后的患者也会出现全身色素的紊乱,可能会出现色素减退或色素沉着。移植后患者色素细胞功能可能会变化,加之服用免疫抑制剂导致的免疫抑制状态,如果再同时具有黑色素瘤发病的相关因素,则患黑色素瘤的风险会升高。

Q: 激光祛斑治疗会诱发黑色素瘤吗?

激光祛斑，是目前非常常见的医疗美容手段。常见的良性色斑如雀斑、脂溢性角化症、黄褐斑、颧部褐青色痣等，用激光治疗可以得到一定的改善。但是少数新发的斑不能排除黑色素瘤的可能，如恶性雀斑样痣黑色素瘤、浅表扩散性恶性黑色素瘤都可以表现为形态不规则的色斑。在这种情况下进行激光操作，可能会加重病情。

Q: 面部痤疮很严重，也经常用手去抠，这样容易得黑色素瘤吗?

痤疮俗称痘痘，长痘痘的人很多。不少人喜欢用手去抠挤。如果不注意消毒，反复抠挤可能会加重感染，使痘痘进一步发炎。但痘痘属于感染及炎症相关的皮肤疾病，发病机制与黑色素瘤相关性不大。

但如果因为总是抠挤痘痘，造成面部炎症状态，同时有过度日光暴晒、面部多发色素痣的情况，并且有黑色素瘤家族史的话，患上黑色素瘤的风险也会增加。

参考文献

[1] JAMES W D，BERGER T G，ELSTON D M.安德鲁斯临床皮肤病学[M].11版.徐世正，主译.北京：科学出版社，2015：745-746，776-779.

[2] MITEVA M.脱发[M].周城，主译.北京：北京大学医学出版社，2020：25-34.

[3] 中华医学会皮肤性病学分会毛发学组.中国斑秃诊疗指南（2019）[J].临床皮肤科杂志，2020，49（2）：4，69-72.

[4] MESSENGER A G，MCKILLOP J，FARRANT P，et al. British association of dermatologists' guidelines for the management of alopecia areata 2012[J]. Br J Dermatol，2012，166（5）：916-926.

[5] 张建中.中国雄激素性秃发诊疗指南[J].临床皮肤科杂志，2014，43（3）：5.

[6] WANG T L，ZHOU C，SHEN Y W，et al. Prevalence of androgenetic alopecia in China：a community-based study in six cities[J].The British Journal of Dermatology，2009，162（4）：843-847.

[7] XU F，SHENG Y Y，MU Z L，et al. Prevalence and types of androgenetic alopecia in Shanghai，China：a community-based study [J]. Br J Dermatol，2010，160（3）：629-632.

[8] 李利.男性型秃发相关因素分析——1766名汉族男性调查[J].临床皮肤科杂志，1991，20（6）：4.

[9] 余进，朱红梅.中国甲真菌病诊疗指南（2021年版）[J].中国真菌学志，2022，17（1）：1-7.

[10] 中华医学会皮肤性病学分会真菌学组.甲真菌病诊治指南（2008年版）[J].

中华皮肤科志，2008，41（12）：844-845.

[11] 张建中，高兴华.皮肤性病学 [M].北京：人民卫生出版社，2015：68-70，117-119，165-168，293-296，377-378.

[12] 甲真菌病指南专家工作组.中国甲真菌病诊疗指南（2021 年版）[J].中国真菌学杂志，2022，17（1）：1-7.

[13] 中国医师协会皮肤科医师分会带状疱疹专家共识工作组.带状疱疹中国专家共识 [J].中华皮肤科杂志，2018，51（6）：403-408.

[14] 罗庆金，欧阳建彬，张洫.带状疱疹传染性分析及预防 [J].世界最新医学信息文摘，2017，17（95）：165-166.

[15] 王官清，李晓霞.带状疱疹的临床流行病学及预防 [J].中国皮肤性病学杂志，2018，32（11）：1325-1330.

[16] 刘睿，孙弦，胡珍，等.双侧双重带状疱疹 [J].临床皮肤科杂志，2020，49（5）：290-292.

[17] 段晓茹，王新，朱可，等.病毒性皮肤病与妊娠 [J].中国医学文摘（皮肤科学），2016，33（5）：574-582，2.

[18] 迟慧彦.带状疱疹的科学防治与问答 [J].人口与健康，2021（9）：92-94.

[19] 孙琳，沈纪川.重组带状疱疹疫苗免疫效果及成本效益分析 [J].微生物学免疫学进展，2021，49（5）：96-102.

[20] SAGUIL A，KANE S，MERCADO M，et al. Herpes Zoster and Postherpetic Neuralgia：Prevention and Management[J]. American family physician，2017，96（10）：656-663.

[21] KOSHY E，MENGTING L，KUMAR H，et al. Epidemiology，treatment and prevention of herpes zoster：A comprehensive review[J]. Indian journal of dermatology，venereology and leprology，2018，84（3）：251-262.

[22] FORBES H J，THOMAS S L，SMEETH L，et al. A systematic review and meta-analysis of risk factors for postherpetic neuralgia[J]. Pain，2016，157（1）：30-54.

[23] 李承新.成人痤疮的临床特点及治疗注意事项 [J].中国美容医学杂志，2007，12（16）：65-66.

[24] 中华医学会皮肤性病学分会免疫学组，特应性皮炎协作研究中心 . 中国特应性皮炎诊疗指南（2020 版）[J]. 中华皮肤科杂志，2020，53（2）：81–88.

[25] ZHAO Y，WU L，LU Q，et al. The efficacy and safety of dupilumab in Chinese patients with moderate–to–severe atopic dermatitis：a randomized，double–blind，placebo–controlled study[J]. Br J Dermatol，2022，186（4）：633–641.

[26] 中华医学会皮肤性病学分会银屑病专业委员会 . 中国银屑病诊疗指南（2018 完整版）[J]. 中华皮肤科杂志，2018，52（10）：667–710.

[27] 中华医学会皮肤性病学分会荨麻疹研究中心 . 中国荨麻疹诊疗指南（2018 版）[J]. 中华皮肤科杂志，2019，52（1）：1–5.

[28] 中国临床肿瘤学会指南工作委员会 . 中国临床肿瘤学会（CSCO）黑色素瘤诊疗指南 2021[M]. 北京：人民卫生出版社，2021：133–137.

[29] AMIN M B，EDGE S B，GREENE F L，et al. AJCC Cancer Staging Manual[M]. 8. New York：Springer International Publishing，2017：563–588.

[30] BOLOGNIA J L，JORIZZO J L，RAPINI R P. 皮肤病学 [M]. 朱学骏，王宝玺，孙建方，等译 . 2 版 . 北京：北京大学医学出版社，2014：619–636，1932–1934.

[31] 毛丽丽，斯璐，郭军 . 2020 版 CSCO 黑色素瘤指南解读 [J]. 中华转移性肿瘤杂志，2020：3（2）：81–82.

[32] RIBERO S，STUCCI L S，MARRA E，et al. Effect of Age on Melanoma Risk，Prognosis and Treatment Response[J]. Acta Derm Venereol，2018，98（7）：624–629.

[33] BOLOGNIA J L，SCHAFFER J V，OERRONI L. 皮肤病学 [M]. 朱学骏，王宝玺，孙建方，等译 . 4 版 . 北京：北京大学医学出版社，2019：1932–1934，2203–2238.

[34] 中国临床肿瘤学会（CSCO）黑色素瘤专家委员会 . CSCO 黑色素瘤诊疗指南解读——前哨淋巴结活检的意义、操作及治疗专家共识 [J]. 临床肿瘤学杂志，2021，26（9）：827–837.